Drehen Sie die Jahre zurück mit **Kollagen**

Wie Sie Ihr Aussehen verjüngen und
Ihren Körper von Grund auf stärken

W0064095

1. Auflage August 2020

Copyright © 2020 bei
Kopp Verlag, Bertha-Benz-Straße 10, D-72108 Rottenburg

Lektorat: Swantje Christow

Umschlaggestaltung, Satz und Layout:
Gabriele Karas, kh Grafik Design, Wien

ISBN: 978-3-86445-767-8

Gerne senden wir Ihnen unser Verlagsverzeichnis
Kopp Verlag
Bertha-Benz-Straße 10
D-72108 Rottenburg
E-Mail: info@kopp-verlag.de
Tel.: (0 74 72) 98 06-10
Fax: (0 74 72) 98 06-11

Unser Buchprogramm finden Sie auch im Internet unter:
www.kopp-verlag.de

BRIGITTE HAMANN

Drehen Sie die Jahre zurück mit

KOLLAGEN

Wie Sie Ihr Aussehen verjüngen und
Ihren Körper von Grund auf stärken

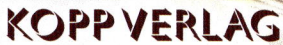

Für Dich, liebes Väterchen,

in Liebe und Dankbarkeit für Deine Liebe und die großartigen Inspirationen, die Du mir geschenkt hast.

Inhalt

Einleitung

Die liebevolle Stimme meines Vaters begleitet mich noch heute. Er war Arzt aus Leidenschaft und immer für neue Entwicklungen und Möglichkeiten offen, um den Menschen zu helfen. Am Wochenende studierte er Zeitschriften und schnitt Artikel zu interessanten medizinischen Erkenntnissen sowie zu neuen Produkten und Nahrungsergänzungsmitteln aus und gab sie mir. Seine Liebe galt zudem der Kosmologie, ihren Mythen und der Astrophysik. »Zu wissen, was die Welt im Innersten zusammenhält« – die Worte aus Goethes Faust wurden so zu meinem Lebensmotto, und ich bin sicher, sie waren auch seines. Meine Suche nach Antworten auf diese Frage führte mich zur Psychologie und zu spirituellen Lehren. Parallel wuchs meine Faszination für medizinische Zusammenhänge, vor allem für Naturheilkunde, Psychosomatik und gesunde Ernährung. Bereits in jungen Jahren wollte ich wissen, was die treibende Kraft in uns ist, die uns motiviert, das zu tun, was wir eben so tun, und was uns unterstützt, genau das zu bekommen, wonach wir uns wirklich sehnen. Ich fragte mich: Wie können wir körperlich, seelisch und geistig von Grund auf gesund sein und was ist die Basis dafür? Dieses Motiv durchdringt von jeher sämtliche Bereiche meiner Arbeit, vom Schreiben, Lehren und Beraten bis hin zum selbstständigen Weiterlernen.

Und hier sind wir schon beim Thema dieses Buches: Kollagen ist das, was unseren Körper zusammenhält. Kollagen gehört zum Fundament körperlicher Gesundheit. Es ist ein Protein und bildet zusammen mit anderen Proteinen und Wasser die Grundlage allen Lebens. Proteine sind aus Aminosäuren aufgebaut, und Kollagen besteht ebenfalls aus mehreren Aminosäuren. Auf den Punkt gebracht sind es die Aminosäuren, die die Grundbausteine für den Aufbau des Körpers zur Verfügung stellen. Ohne Aminosäuren – und Wasser – gibt es kein Leben. Jeder Mensch, der sich gut fühlen, leistungsfähig und gesund sein möchte, tut gut daran, bei den Aminosäuren zu beginnen und darauf zu achten, ausreichend davon aufzunehmen. Junge Menschen bis zum Alter von etwa 30 Jahren haben noch eine gute Aufbauleistung; ihr Körper kann genügend Kollagen aus anderen Aminosäuren herstellen. Mit den Jahren lässt diese Fähigkeit immer mehr nach, während der Bedarf gleichzeitig steigt. Unser Körper dankt uns, wenn wir ihm zusätzliches Kollagen zur Verfügung stellen, sei es über die Ernährung oder in Form eines Nahrungsergänzungsmittels.

Aus diesem Grund schreibe ich dieses Buch – um Ihnen die wunderbaren, lohnenswerten Wirkungen von Kollagen in Ihrem Körper nahezubringen, die weit über Schönheitscremes hinausgehen.

Ich wünsche Ihnen eine gute Zeit.

Brigitte Hamann
Juli 2020

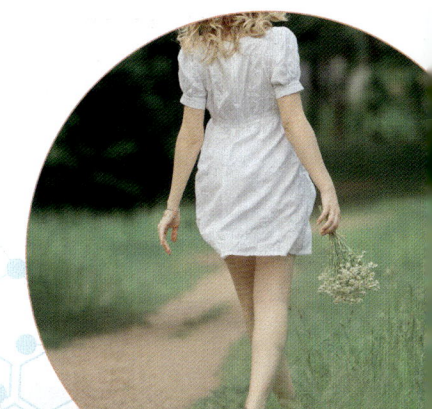

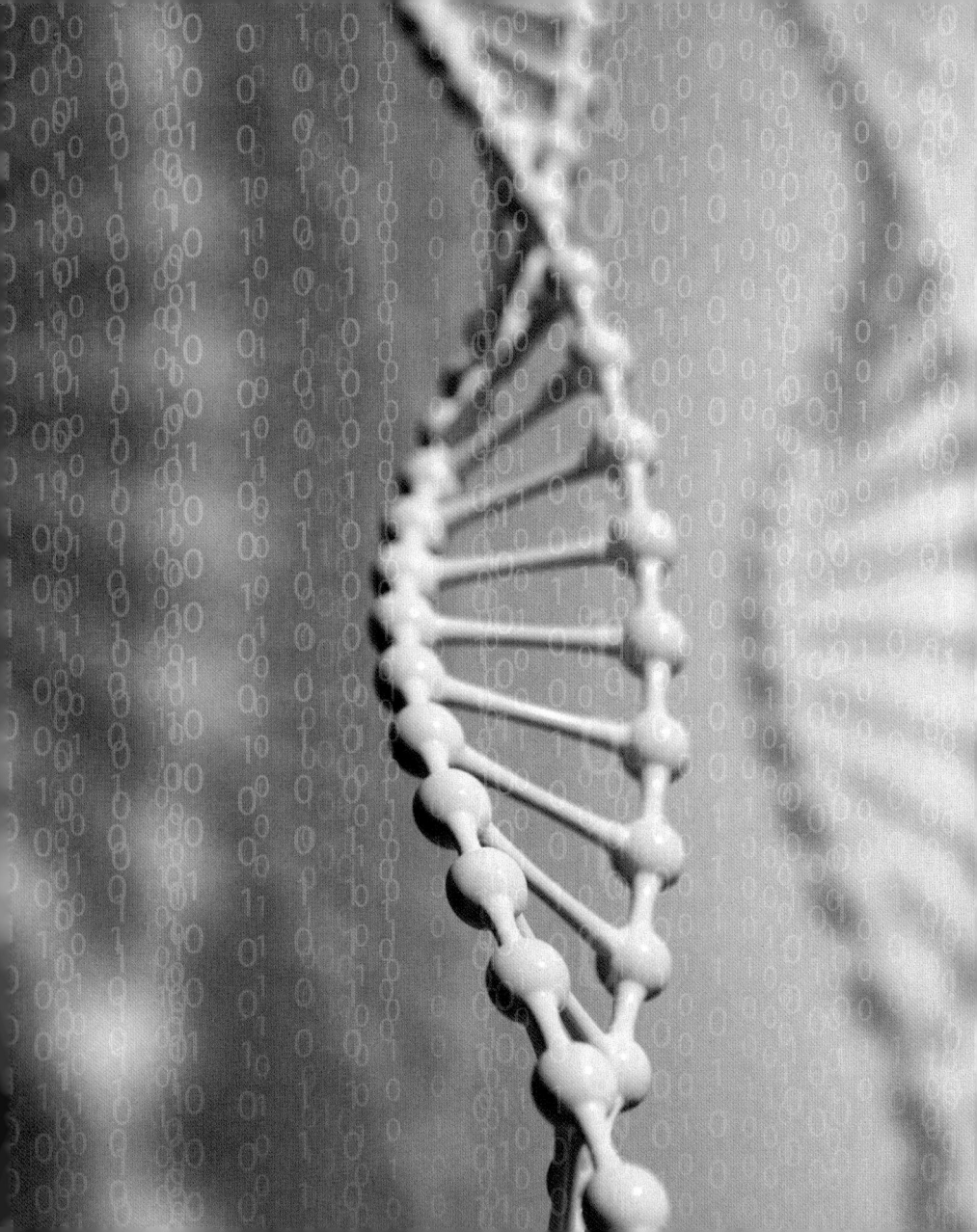

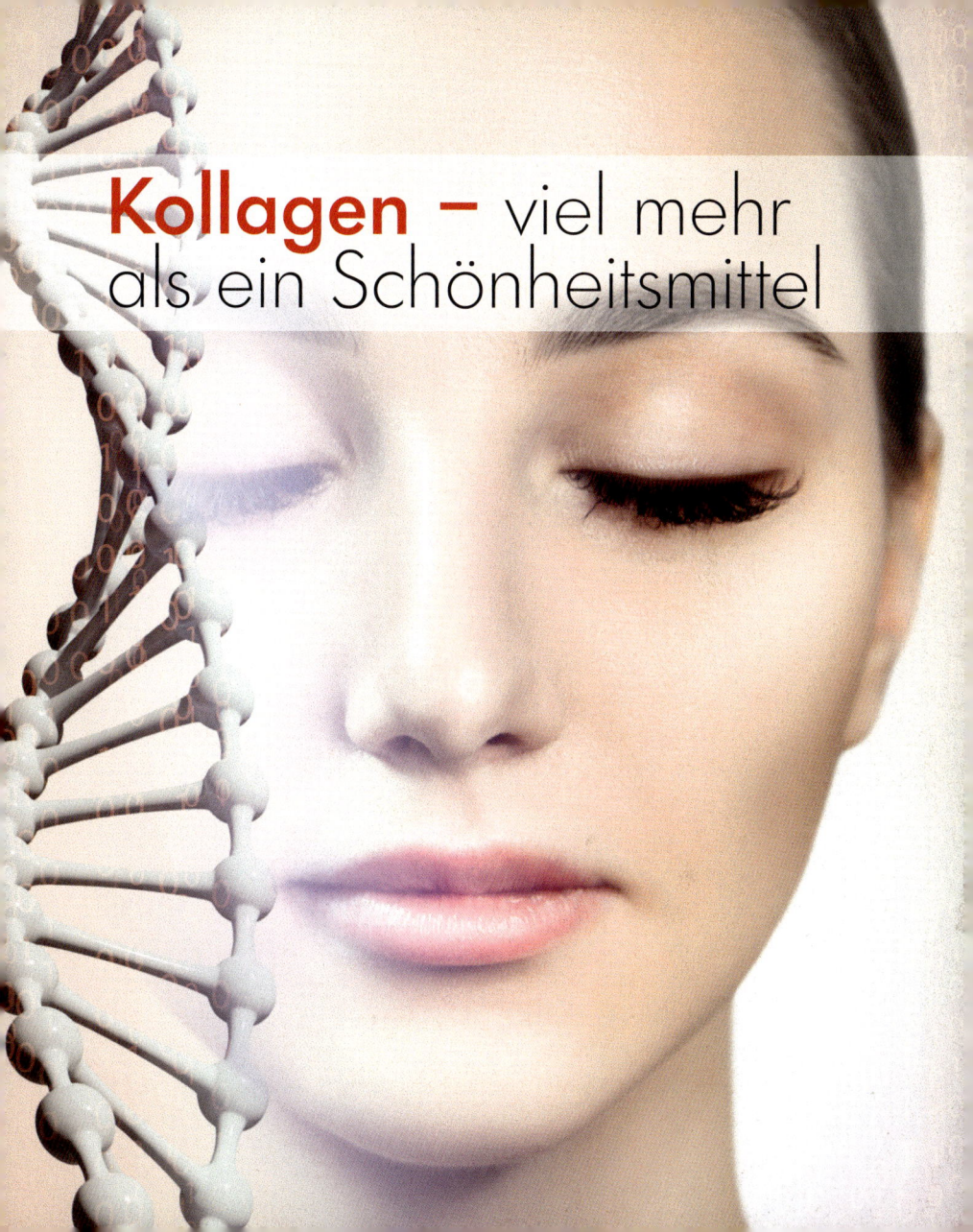

Kollagen – viel mehr als ein Schönheitsmittel

Kollagen – viel mehr als ein Schönheitsmittel

Alle wollen alt werden, aber keiner will es sein!

Gustav Knuth

Dem Alter ein Schnippchen schlagen

Wir werden älter, das ist unumgänglich, aber kann man diesen Prozess verlangsamen?

Die gelebten Lebensjahre sind oft als Erstes an der Haut erkennbar. Feine Linien und Fältchen zeichnen sich ab, Gesicht und Körper verlieren an Spannkraft, die Haare wachsen langsamer und werden dünner. Die inneren Alterungsprozesse sind zunächst weniger deutlich, aber mit den Jahren werden Gang und Bewegungen weniger jugendlich. Knochen, Knorpel, Gelenke und Zähne »nutzen« sich ab. Den Rückgang an Gewebestruktur bekommen auch die Augen zu spüren. So mancher stellt plötzlich fest, dass er beim Hin- und Herbewegen der Augen »Fischlein« sieht, die vor den Augen »schwimmen«. Es ist also nicht nur eine Frage von Schönheit und Jugendlichkeit, sich mit einer Substanz zu versorgen, die unser Körper dringend für seinen Erhalt braucht und die er im Laufe der Zeit immer weniger selbst herstellen kann.

Dieser altersbedingte Veränderungsprozess muss nicht sein. Zumindest nicht in dem Umfang, in dem wir ihn als »normal«

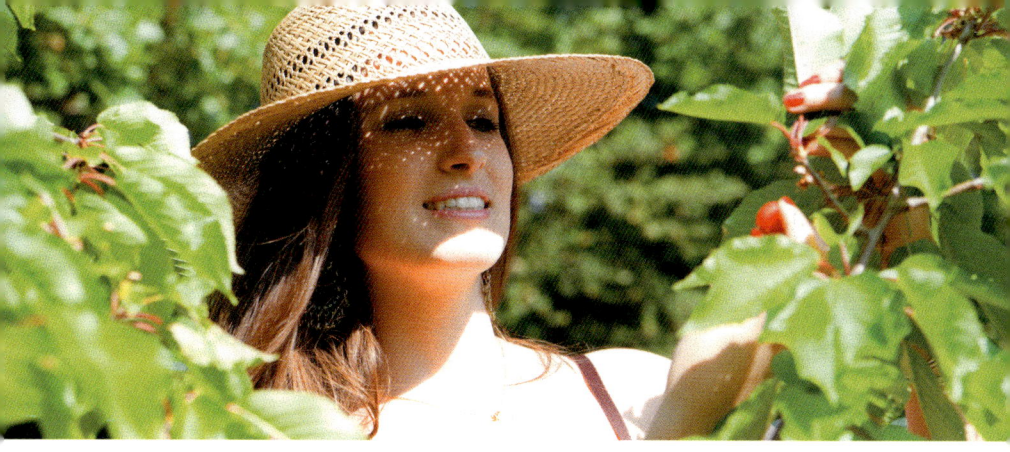

erleben. Geben Sie Ihrem Körper, was er braucht, und er wird Sie mit langsamerem Altern, mehr Beweglichkeit, Kraft und Fitness, einem frischen Aussehen – auch wenn Sie schon etwas betagter sind – und vielen weiteren erfreulichen Wirkungen belohnen. Jeder weiß, wie wichtig Vitamine, Mineralstoffe und Eiweiß für uns sind. Weniger bekannt ist, dass sich Eiweiß (Protein) aus der Nahrung stark in Qualität, Vollständigkeit und Verwertung im Körper unterscheidet. Ausführliche Informationen finden Sie dazu in meinem Buch *Aminosäuren – Dank revolutionärer wissenschaftlicher Erkenntnisse neue Vitalität gewinnen, besser schlafen, langsamer altern und Krankheiten vorbeugen.*

Kollagen nimmt eine Sonderrolle unter den Proteinen ein. Allein die schiere Menge im Körper lässt aufhorchen. Ist es nicht erstaunlich, dass ein so wichtiges Protein lange Zeit ein Schattendasein führte und vor allem durch die Kosmetikindustrie bekannt wurde? Inzwischen beginnt es sich herumzusprechen: Mit Kollagen bleiben wir fit, jugendlich und gesund. Ist zu wenig davon vorhanden, lässt nicht nur das Aussehen nach.

Was ist Kollagen?

Kollagen ist ein Strukturprotein, das heißt, durch seine Hilfe wird das Gerüst von Zellen und Geweben aufgebaut. Unserem Körper schenkt es innen und außen Halt, Struktur und Form. Wie fest und gleichzeitig flexibel und elastisch Knochen, Gelenke, Sehnen, Bänder, das komplette Skelett, Zellstrukturen, Bindegewebe, Haut, Haare, Nägel, Zähne und sämtliche Organe sind, wird zu einem großen Teil von Kollagen bestimmt.

Von allen Proteinen im menschlichen Körper kommt Kollagen am häufigsten vor. In der Haut sind es sogar 80 Prozent – das ist ein enormer Prozentsatz! Sie brauchen nur die Mengenverhältnisse zu vergleichen und sehen auf einen Blick, welch kolossale Bedeutung Kollagen für uns hat: Der Mensch besteht zu etwa 60 Prozent aus Wasser und zu 16–20 Prozent aus Proteinen. Kohlenhydrate kommen im Schnitt auf 1,2 Prozent, Nukleinsäuren auf 1 Prozent und Mineralstoffe auf rund 5 Prozent. Alle Werte variieren je nach Alter und Gewicht. Am meisten gilt das für den Fettanteil mit etwa 10 Prozent bei normalem Gewicht. Wir bestehen zum größten Teil aus Wasser und Proteinen, also bilden beide Stoffe die Grundlage unseres Körpers. Wenn nun Kollagen den größten Anteil an Proteinen in unserem Körper darstellt, ist es fraglos ein besonders wichtiger Baustein unseres Organismus. In allen Bereichen, in denen Kollagen vorkommt – und das ist so gut wie überall –, baut das Protein auf, erhält, beugt vor und heilt. Je nachdem, welche Aufgaben Kollagen erfüllt, sind die Kol-

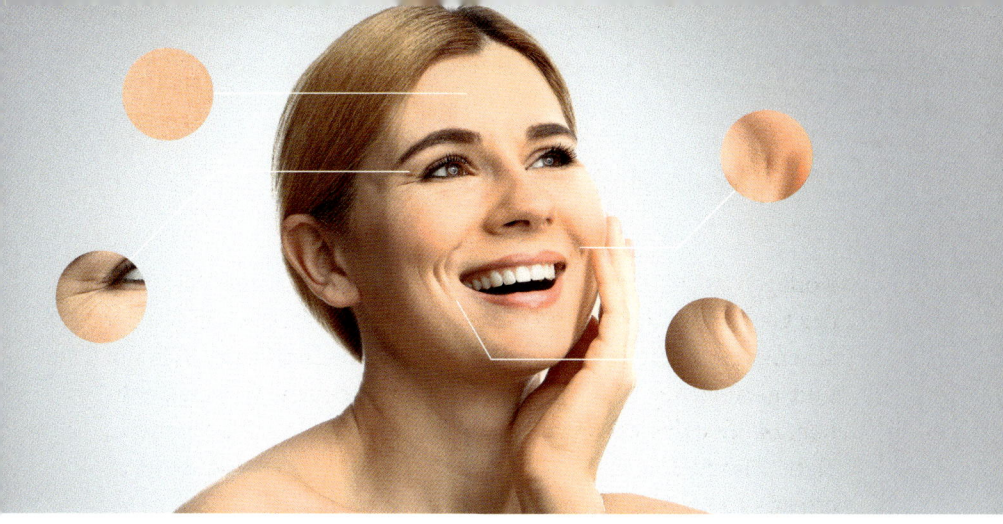

lagenfasern fest und besonders widerstandskräftig, so etwa in den Knochen, den Sehnen, den Bändern und in den Knorpeln. Diese Kollagenvariante findet sich auch in der Hornhaut (*Cornea*), in den Blutgefäßen, im Darm, in den Bandscheiben und im Dentin in den Zähnen.

Kólla bedeutet »Leim«

Kollagen ist der »Leim«, der den Körper zusammenhält. Die Bezeichnung »Kollagen« geht auf das griechische Wort *kólla* zurück, das »Leim« bedeutet. Kollagen ist der wichtigste Teil des Bindemittels in den Zellzwischenräumen, das die Zellen aneinanderheftet. Dort bildet es zusammen mit anderen Bausteinen wie Kreatin und Elastin ein Gerüst, das stabile Formen entstehen lässt – vom Skelett über die Organe bis zum Bindegewebe, den Blutgefäßen, zu Haut, Haaren, Nägeln und Zähnen.

Ein wichtiger Vorteil: Kollagen enthält viel Wasser

Sei wie der Bambus:
Beuge und biege dich anmutig
wie der Wind es will,
und du wirst niemals brechen.

Aus China

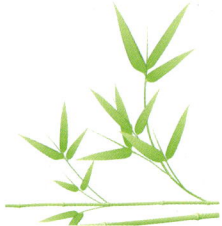

Kollagen und das Lebenselixier Wasser bilden ein festes Team. In Kollagen sind daher die beiden Grundelemente des Lebens, Wasser und Eiweiß, vereint. Auf den ersten Blick mag es verwundern, dass ein Stoff wie Wasser, den wir eigentlich nicht mit Festigkeit verbinden, ein wesentlicher Bestandteil von Kollagen ist. Doch Kollagen schafft eben nicht nur Festigkeit im Körper, sondern auch Flexibilität und Elastizität.

Wissenschaftler des Max-Planck-Instituts für Kolloid- und Grenzflächenforschung in Potsdam-Golm wiesen nach, dass der Entzug von Wasser eine dramatische Auswirkung auf Kollagenmoleküle hat.[1] Die Untersuchung, bei der es eigentlich um die Entwicklung spezieller Materialien ging, lässt sich auf den menschlichen Körper übertragen. Wenn der Körper austrocknet, ziehen sich auch die Kollagenfasern zusammen. Es entsteht eine große Spannung, die Flexibilität nimmt ab. Je mehr die Austrocknung fortschreitet, desto stärker gehen die Lebensprozesse im Körper zurück, der Kollagenanteil und das gesunde Körpervolumen schwinden. Junge Menschen speichern noch viel Wasser im Körper. Sie sind beweglich und die Heilung geht schnell voran.

Aber auch in späteren Jahren können wir »wie der Bambus« sein, der sich flexibel biegt, beugt und wieder aufrichtet, wenn wir für die Stoffe sorgen, die diese Eigenschaften aufrechterhalten. Der Wasserspeicher Kollagen steht ganz oben auf der Liste der wichtigen Substanzen, zusammen mit Magnesium, das auf seine Weise zum Erhalt von Beweglichkeit und Jugendlichkeit beiträgt. Kollagen und Magnesium sind Anti-Aging pur!

Die gute Nachricht ist: Kollagen wird im Körper täglich neu gebildet, so wie viele andere Proteine auch. Dafür müssen jedoch bestimmte Aminosäuren zur Verfügung stehen. Um Kollagen herzustellen, wird vor allem Glycin gebraucht, das mit rund 33 Prozent den größten Aminosäurenanteil in Kollagen stellt, gefolgt von Prolin mit 12 Prozent und Hydroxyprolin mit 10 Prozent. Wenn wir täglich über die Ernährung und eventuell zusätzlich über ein hochwertiges Aminosäurenprodukt genügend von allen essenziellen Aminosäuren zu uns nehmen, baut unser Körper auch diese drei Aminosäuren auf und stellt daraus das Protein Kollagen zusammen.

Kollagen besteht also aus Aminosäuren. Das sind die Bausteine, aus denen sämtliche Proteine aufgebaut sind. Kollagen setzt sich aus langen Proteinketten zusammen, wobei sich jeweils drei dieser Proteinmoleküle zu einer Superhelix zusammenschließen. Eine Superhelix ist eine spiralförmige Struktur (Helix), die zweimal hintereinander spiralförmig verdreht ist, eine Form, die nur in Proteinen und im Erbgut (DNA) vorkommt. Die Aminosäuren in diesen Molekülen sind durch Peptidbindungen miteinander verbunden. Sie werden nach der Zahl an Aminosäuren unterschieden, die sie miteinander verknüpfen. Bei Peptiden sind das mindestens zwei bis maximal neun Aminosäuren, während Polypeptide aus zehn oder mehr Aminosäuren zusammengesetzt sind. Proteine bestehen aus mindestens fünfzig bis maximal hundert Aminosäuren.

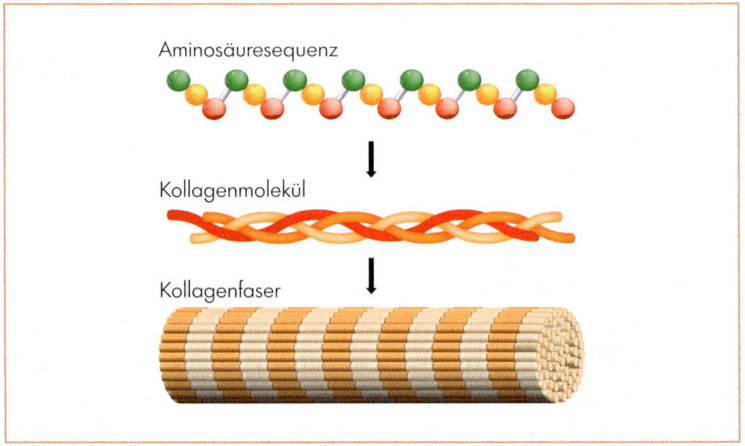

Aminosäuresequenz

Kollagenmolekül

Kollagenfaser

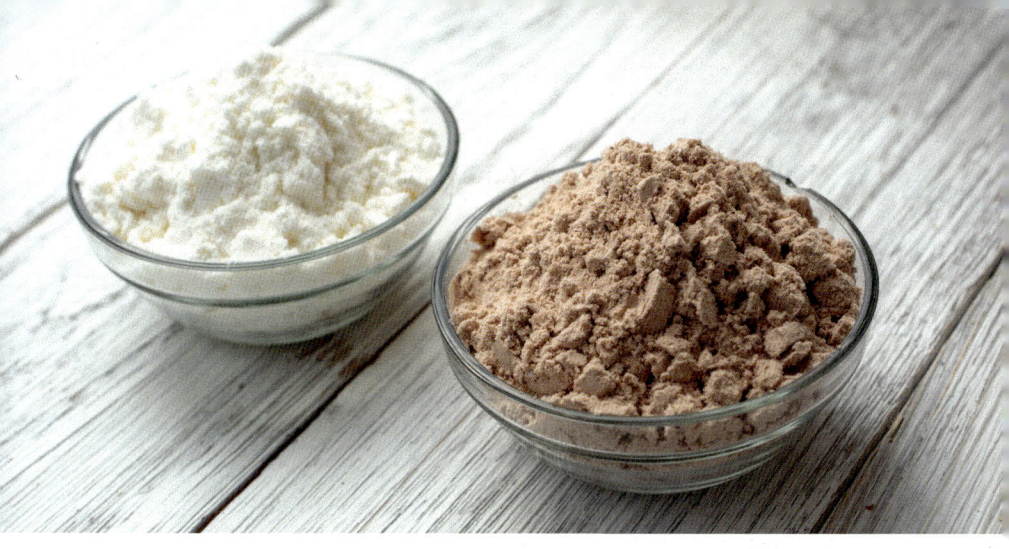

Kollagenpeptide, Kollagenhydrolysat, Gelatine: Was ist der Unterschied?

Wenn Sie sich für Kollagen interessieren, haben Sie vermutlich schon alle drei Begriffe gehört. Aber was ist der Unterschied? Für Sie als Verbraucher ist es wichtig zu wissen, dass es sich bei Kollagenpeptiden und Kollagenhydrolysat um das gleiche Produkt handelt. Beide Bezeichnungen werden häufig gegeneinander ausgetauscht, denn beide enthalten achtzehn Aminosäuren und neun essenzielle Aminosäuren.

Kollagenpeptide beziehungsweise **Kollagenhydrolysat** entstehen, wenn man die Aminosäureketten der Kollagensuperhelix aufbricht, sodass Kollagen als Pulver verkauft werden kann. Die Peptidform besteht aus viel kürzeren Aminosäureketten. Die geringere Größe sorgt dafür, dass Kollagen leichter im Blut aufgenommen wird. So kann es durch den Körper reisen und überall aufbauen, reparieren und Energie zur Verfügung stellen. Wie großartig unser Körper ist, sieht man daran, dass die Zellen die Peptide in den Geweben wieder zur vollen Länge einer Helix aufbauen. Kollagenhydrolysat ist wasserlöslich und mehr als 90 Prozent des hydrolysierten Kollagens wird innerhalb von 6 Stunden nach der Einnahme im Blut aufgenommen.

Gelatine hat dagegen nur teilweise eine Hydrolyse durchlaufen. Bei der vollständigen Hydrolyse wird Kollagen durch Anlagerung eines Wassermoleküls aufgespalten, wodurch das im Originalzustand nicht wasserlösliche Kollagen löslich wird. Die geringere Form der Hydrolyse bewirkt, dass Gelatine sich in ein Gel verwandelt. Da Gelatine nicht in Peptide aufgebrochen wurde, wird sie weniger effektiv im Blut aufgenommen. Gelatine bindet sehr viel Wasser und kann Blähungen und unangenehme Gefühle im Darm verursachen. Sie wird während des Verdauungsvorgangs nur schlecht aufgespalten und ihre Bestandteile sind zu groß, um durch die Darmwand zu gleiten. Zusammengefasst lässt sich sagen, dass nicht hydrolysiertes Kollagen kein wirksames Nahrungsergänzungsmittel ist.

Ähnlich verhält es sich mit **Knochenbrühe**. Wenn Tierknochen und Strukturen wie Sehnen und Knorpel ausgekocht werden, verwandelt sich das Kollagen mit der Zeit in Gelatine, die sich im Wasser auflöst und eine Brühe ergibt. Ähnlich wie Gelatine selbst geht auch die Knochenbrühe nicht ganz so leicht ins Blut über, wenn auch deutlich besser. Kollagenhydrolysat ist deshalb von der Wirksamkeit her die optimale Variante.

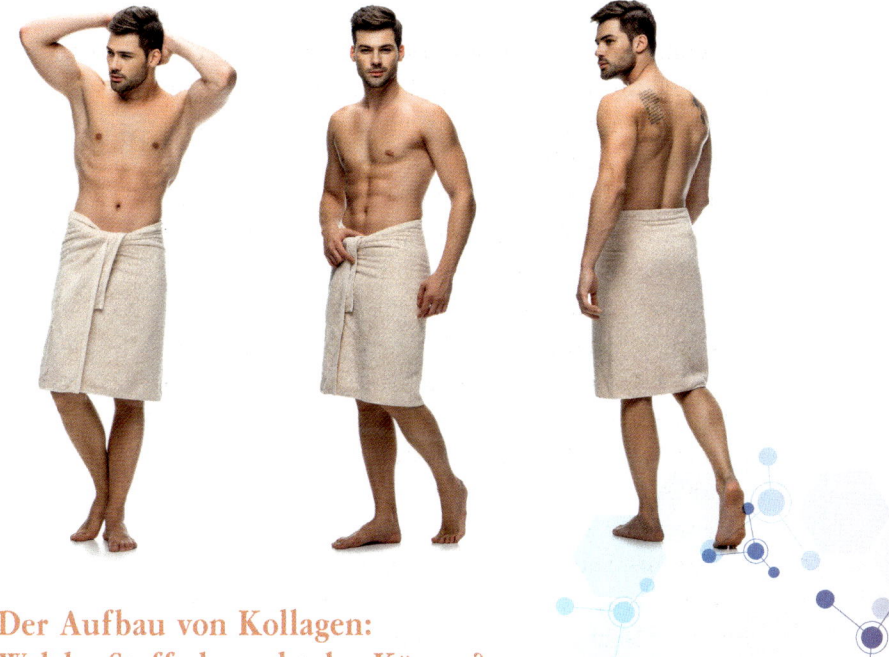

Der Aufbau von Kollagen: Welche Stoffe braucht der Körper?

Unser Körper braucht Aminosäuren, Vitamine und Mineralstoffe, um Kollagen herstellen zu können. Lysin und Threonin sind zwei essenzielle Aminosäuren, die unbedingt benötigt werden. Unser Körper kann sie nicht selbst herstellen, deshalb müssen wir sie mit der Nahrung aufnehmen oder über ein Ergänzungsmittel zuführen. Ebenfalls absolut unerlässlich ist Vitamin C, das unser Körper auch nicht selbst herstellen kann. Ein Vitamin-C-Mangel führt zu einer sinkenden Kollagenproduktion. Die Seefahrerkrankheit Skorbut ist ein dramatischer Ausdruck dieses Mangels, außerdem spielen die Vitamine A, E und B_1 (Thiamin) eine Rolle. Unter den Mineralstoffen sind Eisen, Zink und Kupfer wichtig.

Wenn es an den Grundzutaten mangelt, sinkt die Kollagenproduktion unabhängig vom Alter.

Welche Kollagenarten gibt es und welche brauchen Sie?

Unter dem Begriff Kollagen wird nicht eine einzige Substanz verstanden, sondern eine Gruppe von Proteinen unterschiedlichster Art. Bisher wurden 25 Kollagenpolypeptide entdeckt, die 28 unterschiedliche Kollagentypen aufbauen – also eine ziemlich große Anzahl. Kollagenpolypeptide sind besonders lange Aminosäureketten, die sich zu Proteinen zusammenschließen und daraus unterschiedliche Kollagentypen zusammensetzen. 90 Prozent des Kollagens im menschlichen Körper sind entweder Typ I, II oder III oder eine Mischung daraus. Die drei Kollagenarten haben dieselbe molekulare Struktur, eine Dreifachhelix, die aussieht wie ein Zopf. Sie verleiht dem Kollagen Festigkeit, Stärke und Flexibilität.

In der Haut kommen alle drei Typen vor. Sie stellen hier mit 80–90 Prozent den Löwenanteil neben anderen, weniger wichtigen Kollagenarten. In den Knochen, Sehnen und Bändern sind vor allem Typ I und III zu finden, und Typ II in den Gelenken. Eine gute Versorgung mit diesen drei Kollagentypen kann wahre Wunder bewirken! Viele Menschen haben heute eher einen

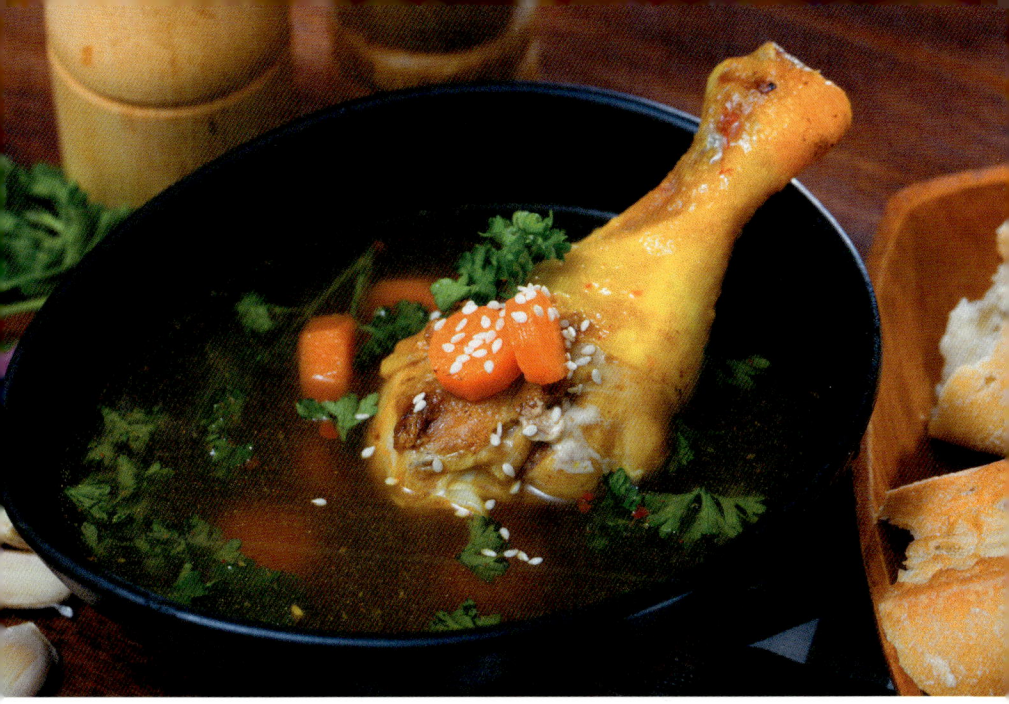

Kollagenmangel, weil kollagenreiche Ernährung wie die Haut am Hähnchen, am Fischfilet oder die Fett- und Fleischmasse direkt an den Knochen oft entfernt und wenig geschätzt wird. Inzwischen hat die altbewährte Knochenbrühe wieder bei uns Einzug gehalten.

Knochenbrühe ist ein wahres Superfood und enthält besonders viel Kollagen. Das Protein wird aus Knochen, Sehnen und Bändern herausgekocht und reichert die Brühe zusammen mit weiteren gesunden Stoffen an. Das Kollagen ist nicht ganz so gut verdaulich wie Kollagenhydrolysat, doch die Kombination aus allen Inhaltsstoffen einer solchen Brühe macht sie ausgesprochen gesund.

Kollagentypen und ihre Aufgaben

Kollagen I: Haut, Sehnen, Bänder, Gefäße, Organe, Knochen
Kollagen II: Knorpel
Kollagen III: retikuläre Fasern in der Extrazellulärmatrix
Kollagen IV: Basallamina (Teil der Extrazellulärmatrix)
Kollagen V: Zelloberflächen, Haare und Plazenta

Achten Sie bewusst auf Ihre Kollagenzufuhr, und Sie werden eine Reihe Verbesserungen in Ihrem Körper spüren: Mit der Zeit nimmt Ihre Beweglichkeit zu, die Muskeln werden fester und elastischer und auch optische Verschönerungen stellen sich ein. Gelenk- und Knieschmerzen lassen nach, und man fühlt sich insgesamt besser. Geduld lohnt sich, denn bei kontinuierlicher Einnahme zeigen sich die positiven Wirkungen immer deutlicher, und das in jedem Alter. Stellen Sie sich einfach ein Haus vor, bei dem der Mörtel zwischen den Bausteinen mit der Zeit bröckelt. Gibt man Mörtel dazu, bekommt das Haus wieder schöne, stabile Mauern und ist fast wie neu.

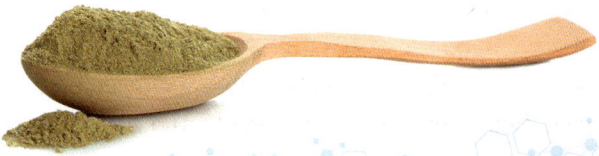

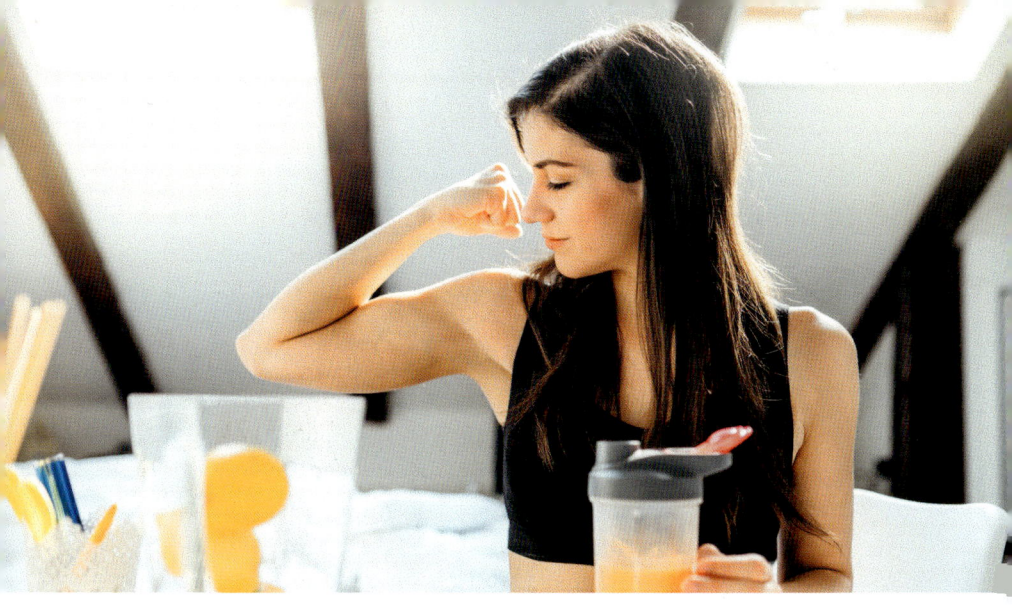

Warum Kollagen Sie weitaus gesünder und fitter machen kann

Kann eine einzige Substanz so viele, umfassende und unterschiedliche Wirkungen haben? Die Antwort ist Ja, und die Erklärung ist einfach: Kollagen ist eine starke, faserartige und elastische Substanz, die in fast allen Geweben des Körpers vorkommt, angefangen vom Körperäußeren wie der Haut bis zu den innersten Bereichen wie den Blutgefäßen, im Darm und in allen Zellen. Überall dort stützt Kollagen, baut auf und repariert. Es gibt noch andere Stützproteine wie Keratin, aber Kollagen ist ausschlaggebend für eine feste, straffe und gleichzeitig elastische Haut, für starke Knochen, Knorpel, Zähne und Nägel, für stabile und bewegliche Gelenke, für elastische Sehnen, Bänder und Faszien sowie für starkes, glänzendes Haar, das üppig wächst. Dank Kollagen verringern sich die Falten um die Augen und im ganzen Gesicht. Unsichtbar im Inneren des Körpers stabilisiert Kollagen alle Organe, auch den Hochleistungsmuskel Herz. Es baut Muskeln auf und erhöht die Kraft und Beweglichkeit des Körpers. Ausgesprochen wichtig ist Kollagen auch im Darm, denn nur mit Kollagen können eine gesunde und widerstandkräftige Darmschleimhaut sowie ein gesundes Darmimmunsystem gebildet werden. Kollagen festigt den Augenhintergrund, was vor allem mit zunehmendem Alter immer wichtiger wird, und stärkt die Hornhaut (*Cornea*). Auch das Gehirn braucht Kollagen und ist damit besser vor neurodegenerativen Erkrankungen wie Schlaganfall geschützt. Mit den Jahren lässt die Fähigkeit des Körpers, Kollagen herzustellen, nach. Der Rückgang beginnt bereits ab Mitte 20 und verstärkt sich im Laufe der Jahre. Weniger Kollagen beschleunigt den Alterungsprozess – wenn wir nichts tun.

Es ist aber nicht nur das Alter, das Kollagen in unserem Körper schwinden lässt. Viele Krankheiten steigern den Bedarf, weil Kollagen das Immunsystem stärkt. Das Gleiche gilt für jeden, der intensiv körperlich tätig ist wie Bauarbeiter, Leistungssportler, Masseure und Bodybuilder. In allen Fällen werden Gelenke und Muskeln besonders belastet und »abgenutzt«. Wer dann seine Kollagenaufnahme steigert, hilft seinem Körper, schneller und effektiver zu regenerieren, beugt Arthrose, Rheuma, Entzündungen und Osteoporose vor und altert langsamer.

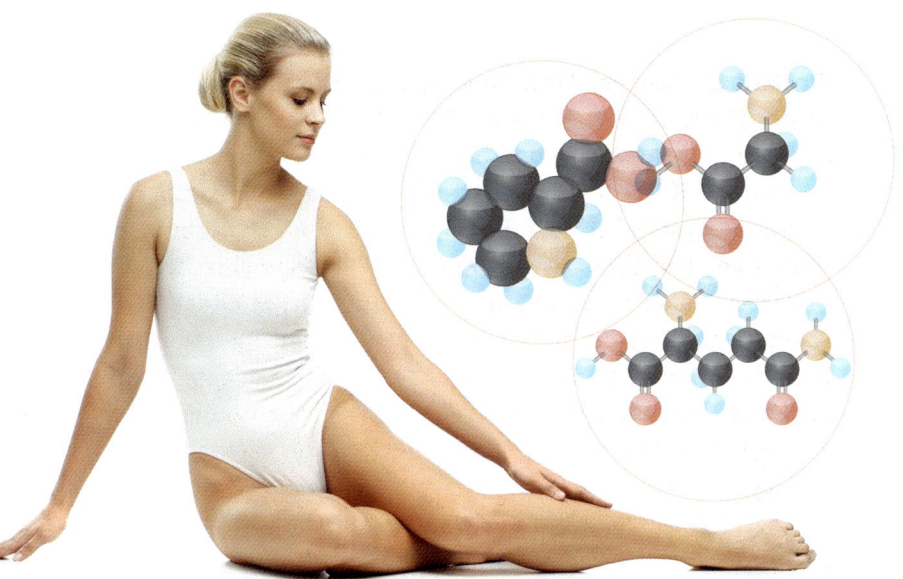

Glycin, Prolin und Glutamin – drei Superaminosäuren in Kollagen

Kollagen besteht zum größten Teil aus drei hochpotenten Aminosäuren: Glycin, Prolin und Glutamin. Dank dieser Bestandteile hat Kollagen umfangreiche Wirkungen, die über die reine Aufbau- und Stützfunktion hinausgehen. Glycin hat mit 30 Prozent den größten Anteil an Aminosäuren in Kollagen, gefolgt von Prolin mit rund 15 Prozent und Glutamin mit über 5 Prozent. Zusammen bringen es Glycin, Prolin und Glutamin auf mehr als 50 Prozent der Aminosäuren, die in Kollagen vorkommen.[2]

Das ist ausgesprochen viel, wenn man zugrunde legt, dass Kollagen etwa 25 Prozent aller Proteine im Körper ausmacht!

Glycin stellt ein Drittel der Aminosäuren im Kollagenmolekül, Lysin und Prolin liefern zusammen ein weiteres Sechstel. Sie werden unter Mitwirkung von Vitamin C in Hydroxylysin und Hydroxyprolin umgewandelt, bevor sie in die Kollagenmatrix eingebaut werden. Hydroxylierte Aminosäuren wie Hydroxyprolin und Hydroxylysin erzeugen eine Quervernetzung der Proteine, sodass sich ein stabiler Kollagenaufbau bilden kann.

Glycin, Prolin und Glutamin sind proteinogene Aminosäuren, das heißt, sie helfen Proteine aufzubauen.

Glycin

Glycin – eine Aminosäure mit weitreichenden Wirkungen

Glycin hat zahlreiche grundlegende Aufgaben im Körper, dazu zählt seine spezielle Rolle, die es innerhalb der Kollagenstruktur erfüllt. Kollagen besteht aus Proteinketten, die sich zu Kollagenmolekülen verbinden und eine Spiralform – eine Helix – bilden. Jeweils drei dieser Helices sind in einer Superhelix zusammengefasst. Glycin kommt dabei die wichtige Aufgabe zu, diese Triple-Helix zu stabilisieren. Folglich gibt es ohne Glycin kein Kollagen, und ohne Kollagen keinen Körperaufbau und keinen Zusammenhalt des Körpers.

Glycin ist nicht essenziell, das heißt, der Körper kann es selbst herstellen. Viele Proteine werden unter anderem mithilfe von

Glycin aufgebaut. Dazu zählen so uner-
lässliche Substanzen wie Glutathion,
Kreatin, Porphyrine, Purine und
Acetylcholin. Bei der Produktion von Gallensäuren und im
Folsäure-Stoffwechsel spielt
Glycin ebenfalls eine Rolle.
Zahlreiche Proteine, die für
den Aufbau der Körperge-
webe gebraucht werden, wie
Hormone und Enzyme, kön-
nen nur mit Glycin gebildet
werden. Glycin ist an der Synthese von DNA-Bausteinen und
von Hämoglobin beteiligt, dem Bestandteil der roten Blutkörperchen, der
für die Bindung von Sauerstoff im Blut zu-
ständig ist. Außerdem kann Glycin Zellmembranen stabilisieren
und sie so bei Zellstress vor Zerstörung schützen.

Im Rahmen einer japanischen Studie wurde entdeckt, dass
Glycin allein oder in Kombination mit Tryptophan die Ausschei-
dung von Harnsäure deutlich erhöhte und den Harnsäurespiegel
senkte[3] – eine vielversprechende Entdeckung für Gichtgeplagte.
Forschungsergebnisse zeigen Glycin auch als aussichtsreiche Substanz, um das Immunsystem zu stärken, Entzündungen zu be-
handeln und die Entgiftung anzuregen.

Glycin für den Aufbau von Glutathion und Schutz vor freien Radikalen

Glycin ist eine der drei Aminosäuren, aus denen der starke Radikalfänger Glutathion aufgebaut wird. Mangelt es an Glycin, wird weniger Glutathion hergestellt, sodass die Zellen mit der Zeit immer schlechter mit oxidativem Stress (der Schädigung von Zellen durch freie Radikale) umgehen können. Glutathion ist ohnehin eine der Substanzen, von denen der menschliche Körper mit den Jahren weniger produziert. Ein Mangel an Glycin, der einen Mangel an Glutathion nach sich zieht, ist deshalb wesentlich am Alterungsprozess beteiligt. Ein Teil des Alterns besteht darin, dass wir Energie und Spannkraft verlieren. Wenn freie Radikale die Zellen angreifen, wirkt sich das auf die Mitochondrien aus, auf unsere Kraftwerke in den Zellen. Es wird dann weniger Energie produziert, was Müdigkeit, Erschöpfung und körperliche Schwäche auslöst und sich auf Herz und Gehirn ebenso wie auf die Stimmung auswirkt.

Glutathion

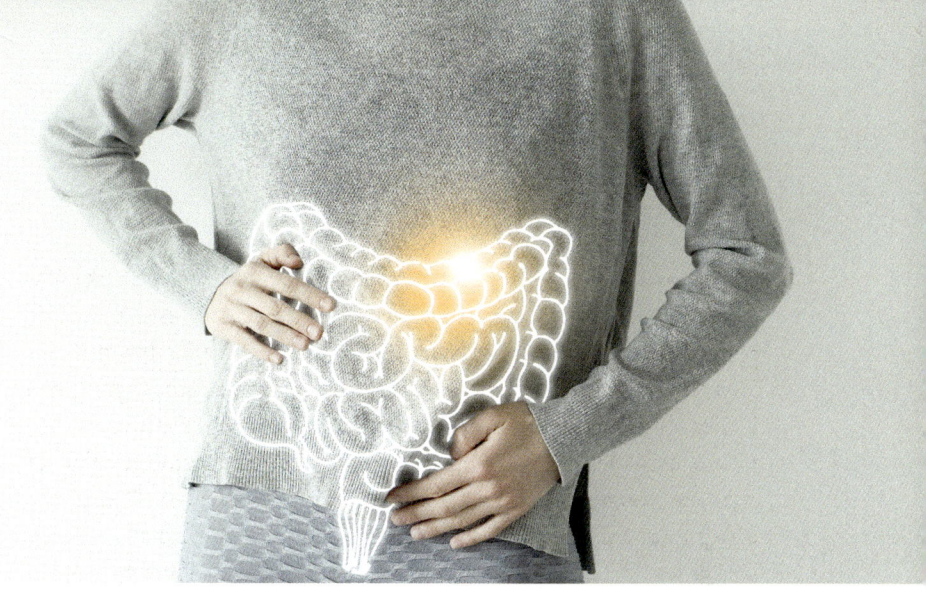

Glycin, Glutathion und Entgiftung

Der Superstoff Glutathion bietet nicht nur effektiven Zellschutz, er sorgt auch für intensive Entgiftung. Und nicht nur das: Glutathion ist in der Lage, die aus den Zellen gezogenen Giftstoffe wie Schwermetalle und Schimmelpilzgifte (z. B. Aflatoxin) zu binden und über den Darm zu entsorgen. Viele entgiftende Substanzen können nicht binden. Wenn kein anderer Stoff vorhanden ist, der die gelösten Gifte aufnimmt und entsorgt, werden sie im Darm wieder aufgenommen und zirkulieren im Körper. Schwermetalle wie Blei und Quecksilber, das Leichtmetall Aluminium und weitere Toxine zerstören die Zellen und richten mit der Zeit große Schäden im Körper an. Schimmelpilzgifte zählen zu den stark krebserregenden Stoffen, die die Leber angreifen.

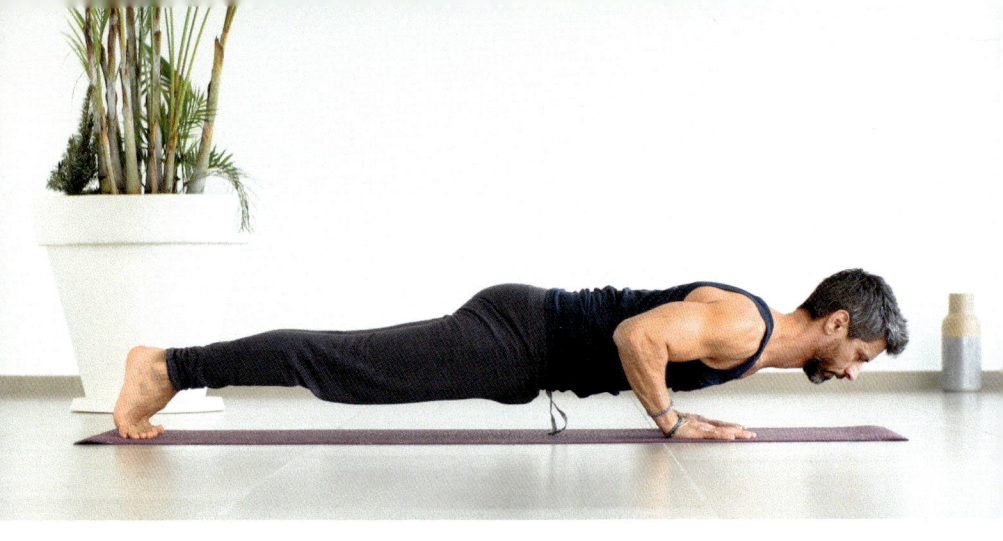

Glycin für den Aufbau von Kreatin

Bei Sportlern steht Kreatin hoch im Kurs, weil es die Leistung und die Kraft steigern kann.[4] Kreatin versorgt die Muskeln mit Energie, vor allem die Skelettmuskulatur, wo sich 90 Prozent des Kreatins befinden. Studien zeigen, dass Muskeln und Kraft zunehmen, wenn die Teilnehmer Krafttraining und Gewichtheben mit der Einnahme von Kreatin verbanden.[5,6] Beim Ausdauertraining wie Laufen, Schwimmen[7] oder Rudern waren dagegen kaum Unterschiede zu bemerken.[8] Vermutlich liegt dieser darin, dass bei einer länger dauernden körperlichen Leistung Sauerstoff zur Energiegewinnung verwendet wird, während bei kurzen Hochleistungen wie beim Sprinten und bei Bodybuilding Kreatin genutzt wird.[9] Kreatin wird in der Leber aus Glycin, Arginin und Methionin hergestellt und vor allem in der Muskulatur genutzt, aber auch in anderen Geweben.

Glycin für den Aufbau von Porphyrinen, Purinen und Gallensalzen

Drei weitere wichtige Stoffe werden unter Mitwirkung von Glycin hergestellt: Porphyrine sind an der Blutbildung und dem Sauerstofftransport beteiligt, Purine an der DNA-Synthese und Gallensalze an der Verdauung.

Glycin und körperliche Bewegung

Glycin ist ein wichtiger Neurotransmitter für alle körperlichen Bewegungen, die vom Willen gesteuert werden. Unter Mitwirkung von Glycin sendet das Gehirn Signale über die Nervenbahnen an die Muskeln, sodass sie sich zusammenziehen, entspannen und eine Bewegung ausführen können. Vermutet wird, dass dieser Einfluss auf die Muskulatur der Grund dafür ist, warum Glycin Spasmen lindern kann.

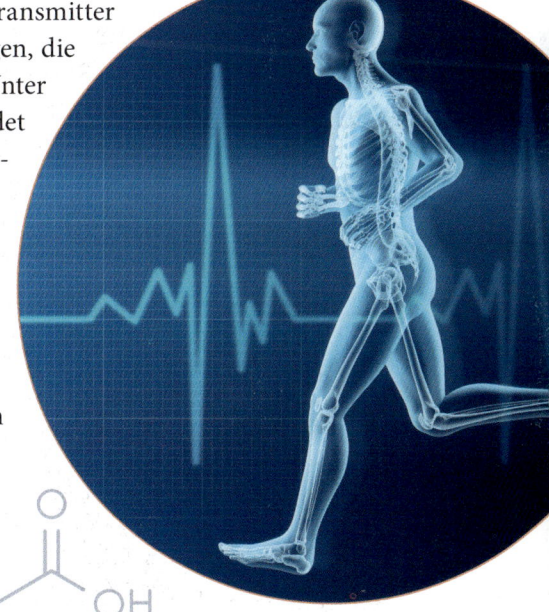

Glycin für Gehirn, Nervensystem und Psyche

Unser seelisches Wohlbefinden wird durch das Gehirn gesteuert, das in ständiger Verbindung mit dem Darm steht. Gehirn und Darm sind prinzipiell autonom, aber sie tauschen laufend Informationen aus und beeinflussen sich gegenseitig. Das geschieht über ihre jeweiligen neuronalen Netzwerke. Im Darm übernimmt das enterische Nervensystem (ENS) diese Aufgabe: Bei diesem handelt es sich um ein riesiges Netzwerk aus Nervenzellen, das in seiner Arbeitsweise der des Gehirns ähnelt und über dieselben Neurotransmitter kommuniziert wie das Gehirn. Das ENS reguliert die Verdauung und die Darmbewegungen, die den Verdauungsprozess in Gang halten. Außerdem befindet sich der größte Teil des Immunsystems im Darm und wird ebenfalls durch das enterische Nervensystem gesteuert. Wegen dieser lebenswichtigen Aufgaben, bei denen das ENS autonom funktioniert und der Tatsache, dass zwischen Gehirn und ENS ein unaufhörlicher Informationsfluss besteht, wird das enterische Nervensystem auch als zweites Gehirn oder Darmhirn bezeichnet. Die sogenannte Darm-Hirn-Achse ist ein umfassender Forschungszweig geworden, bei dem Neurowissenschaftler untersuchen, wie das Darm-Mikrobiom das Gehirn beeinflusst. Das gilt auch für die Gehirnentwicklung von Kindern.

Die Kommunikation zwischen Darm und Hirn verläuft im Wesentlichen über den Vagusnerv, wodurch sich das »Bauchgefühl« erklärt. Gefühle, Gedanken – alle seelischen Vorgänge – wirken sich sowohl im Gehirn als auch im Darm aus beziehungsweise werden durch den Zustand, in dem sich Gehirn und Darm befinden, beeinflusst. Die Darmflora spielt dabei eine wichtige Rolle. Ein kranker Darm und seine Mikroflora können Depressionen und neurodegenerative Erkrankungen wie Parkinson auslösen. So wurden Mäuse depressiv, nachdem man bei ihnen Darmbakterien von depressiven Patienten eingebracht hatte.[10]

Psychologisch gesehen können wir daher viel für unsere seelisch-geistige Verfassung, unsere Verdauung und unser Lebensgrundgefühl tun, wenn wir positiv auf den Vagusnerv einwirken, zum Beispiel über Meditation, Singen, Summen oder die Bauchatmung. Auf der körperlichen Ebene wirken sich Glycin beziehungsweise Kollagen mit seinem hohen Gehalt an Glycin positiv auf Gehirn, Darm und Nervensystem aus – und damit auf die Psyche. Dabei geht es nicht immer nur um Beruhigung. Oft ist auch Anregung das Mittel der Wahl, um die Stimmung zu verbessern. Glycin kann beides: Es stimuliert die Informationsverarbeitung und das Gedächtnis,[11] die Verdauung und das Immunsystem. Seine beruhigende Wirkung zeigt sich, indem es die Schmerzwahrnehmung verringert und den Schlaf fördert.

Glycin und Schlaf

Glycin hat eine positive Wirkung auf alle Formen von Schlafproblemen. Es kann beim Ein- und Durchschlafen helfen und dafür sorgen, dass man sich nach einer schlaflosen Nacht besser fühlt.[12,13] Eine besondere Eigenschaft von Glycin macht das möglich: Diese lenkt den Blutfluss in Arme und Beine, wodurch die Körpertemperatur sinkt. Das Gleiche geschieht, wenn der Körper sich auf das Einschlafen vorbereitet. Diese Temperaturschwankungen haben einen wichtigen Anteil am Schlaf-wach-Rhythmus. Glycin bewirkt, dass mehr Zeit im REM-Schlaf verbracht wird, dem Schlaf, der nach den schnellen Augenbewegungen benannt wurde (engl.: *Rapid Eye Movements*), die typisch für diese Schlafphase sind. Noch weiß man nicht genau, welche Funktion der REM-Schlaf hat, es wird jedoch vermutet, dass in dieser Zeit Erlebnisse verarbeitet und Informationen im Langzeitgedächtnis gespeichert werden.

Glycin, Schlaf und Wachstumshormon

Somatotropin (STH) ist ein Botenstoff, der das Wachstum des Körpers anregt. Das Hormon wird vor allem nach der Geburt sowie in der Kindheit und Jugend ausgeschüttet. In dieser Zeit regt Somatotropin das Körperwachstum und die Differenzierung von Zellen an. Somatotropin steigert die Synthese von Proteinen für den Körperaufbau und erhöht zusammen mit weiteren Hormonen, wie beispielsweise den Sexualhormonen, die Knochen-

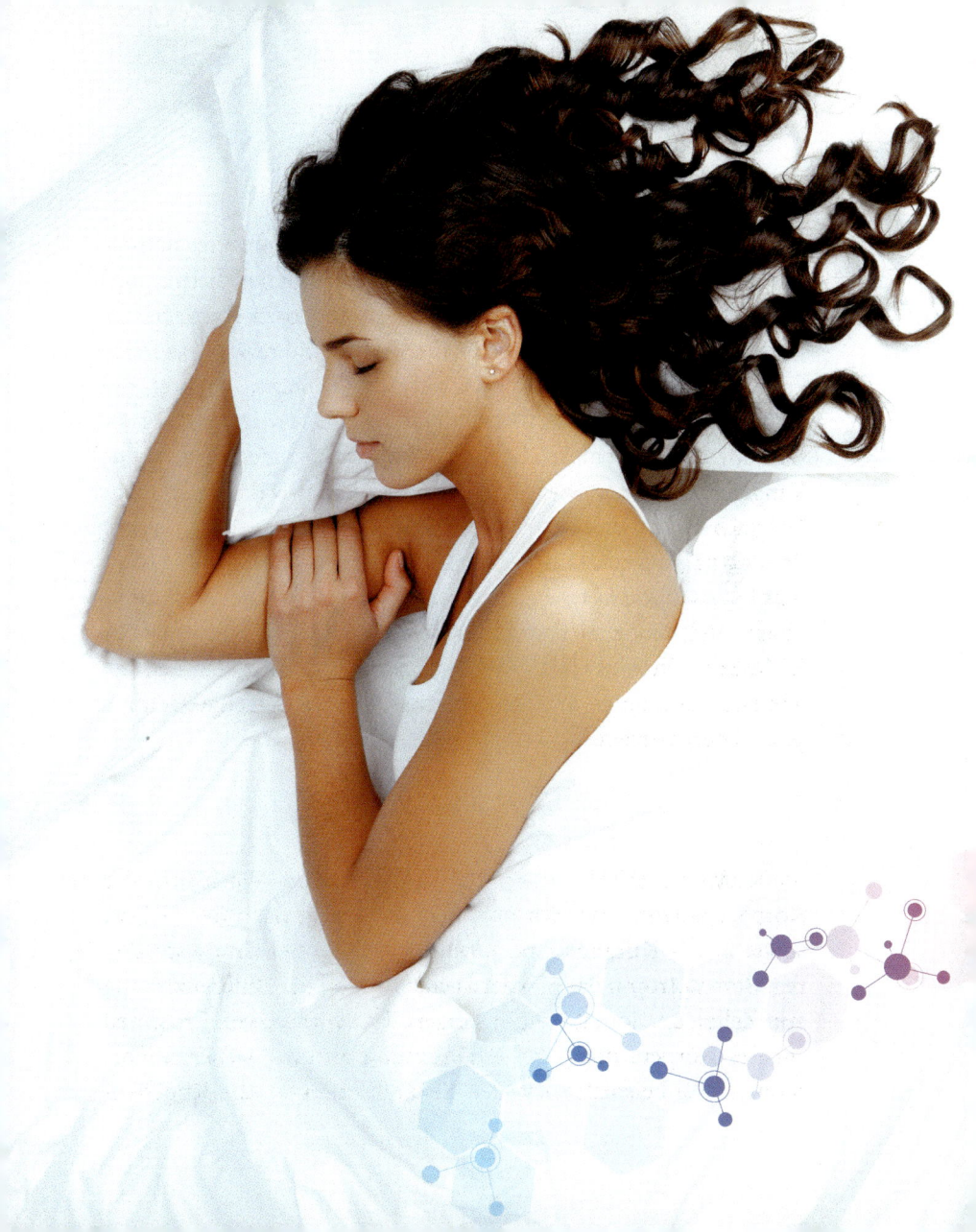

dichte. Außerdem hat STH Einfluss auf den Blutzuckerspiegel, indem es die Insulinausschüttung anregt. Das Hormon kurbelt die Fettverbrennung an, um Energie für Reparaturarbeiten an den Zellen zu mobilisieren. STH ist an der Mineralisierung der Knochen beteiligt und unterstützt die Immunabwehr, indem es die Bildung von T-Lymphozyten und Makrophagen stimuliert.

Somatotropin ist ein Polypeptid, das aus 191 Aminosäuren besteht. Das Hormon ist auch unter dem englischen Namen *Human Growth Hormon* (HGH) bekannt. Glycin steigert die Ausschüttung von Somatotropin,[14,15] wodurch der Körper schneller regeneriert und sich die Muskeln nach einer Beanspruchung rascher erholen. Der menschliche Körper schüttet im Tiefschlaf lebenslang Wachstumshormone aus, wenn auch weniger als in den ersten Lebensjahren. Dieser Schlaf ist deshalb die wichtigste Zeit für die Regeneration des Körpers.[16] Wie eine japanische Studie zeigte, können 3–5 Gramm Glycin, die vor dem Schlafengehen eingenommen werden, den Schlaf deutlich verbessern. Die Testpersonen schliefen nach einer Gabe von 3 Gramm schnell ein und kamen früher in die Tiefschlafphase.

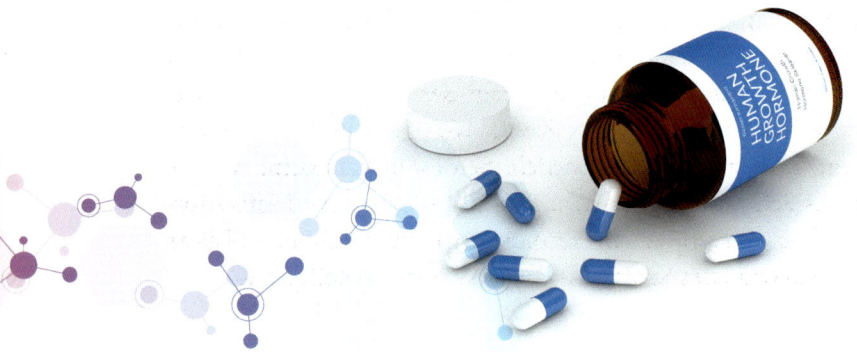

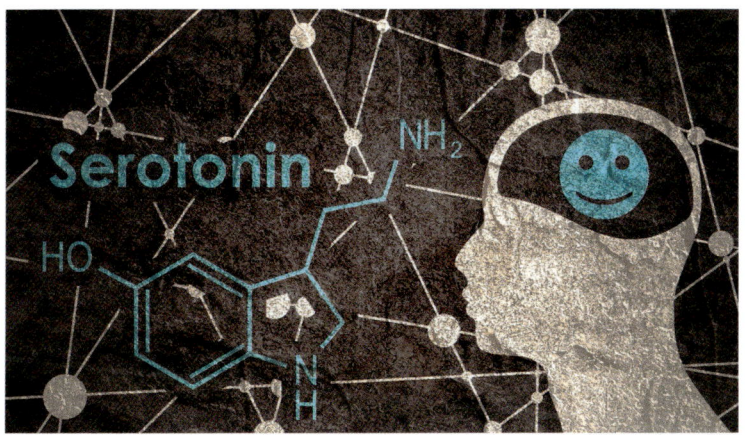

Glycin, Serotonin und Melatonin – sich wohlfühlen und gut schlafen

Serotonin ist den meisten als »Glückshormon« bekannt. Dank seiner doppelten Wirkung kann der Botenstoff viel dafür tun, dass wir uns wohl und gut gelaunt fühlen. Serotonin regt an und hellt die Stimmung auf, gleichzeitig dämpft es körperliche Stressreaktionen. Das hat ihm auch den Namen »Wohlfühlhormon« eingebracht. Als Botenstoff überträgt Serotonin Signale im Gehirn, ist aber auch im Herz-Kreislauf-System und im Nervensystem des Darms unentbehrlich. Serotonin entspannt, verringert das Schmerzempfinden und stärkt die positive Motivation. Außerdem unterstützt das Hormon einen guten Schlaf, weil es an der Produktion des Schlafhormons Melatonin beteiligt ist.

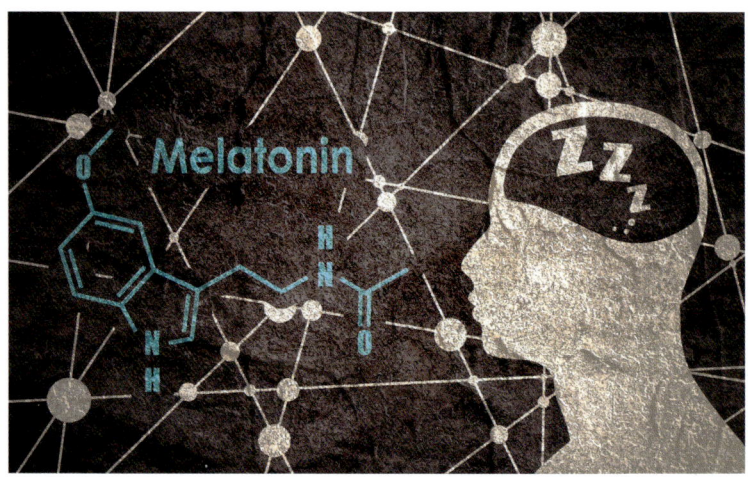

Wenn wir an der Kette von Stoffen, die den Schlaf verbessern, drei Schritte zurückgehen, kommen wir von Melatonin über Serotonin und Glycin wieder zurück zu Kollagen. Das bedeutet: Wenn Sie regelmäßig und langfristig Kollagen zu sich nehmen, bekommt Ihr Körper ein sehr gutes Angebot an Glycin. Entsprechend werden Serotonin und Melatonin gebildet, sodass Sie im Normalfall keine Extradosis Glycin, Serotonin oder Melatonin einzunehmen brauchen, um die positiven Wirkungen zu erzielen.

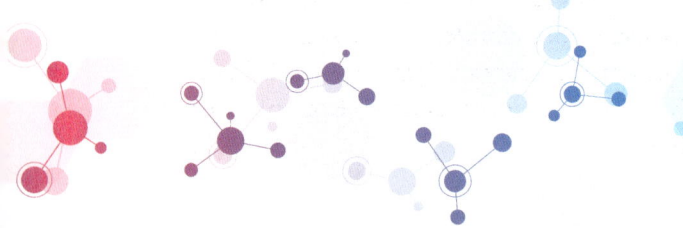

Glycin für Gehirn und Gedächtnis

Glycin hat einen positiven Einfluss auf Gehirn und Gedächtnis. Im Gehirn wirkt es als Neurotransmitter, und zwar vor allem im Hippocampus, der eine Art Arbeitsspeicher darstellt und als Schaltstelle zwischen dem Kurz- und Langzeitgedächtnis dient. Neurotransmitter sind Botenstoffe, die Informationen zwischen den Nervenzellen weitergeben. Im Gehirn müssen rund 100 Milliarden Nervenzellen schnell und effektiv miteinander kommunizieren, um alle Gehirnfunktionen zu ermöglichen. Diese Kommunikation findet zum einen über elektrische Impulse statt und zum anderen über Neurotransmitter, die zum Teil im Gehirn produziert werden und sich an Rezeptoren binden. In seiner Funktion als Neurotransmitter wirkt sich Glycin auf die Bewegung, die Sinneseindrücke und das Schmerzempfinden aus. Außerdem verringert es Muskelkontraktionen, also das aktive Anspannen und damit die Verkürzung oder das Zusammenziehen der Muskeln, wie es bei Krämpfen der Fall ist. Gedächtnis, Aufmerksamkeit und geistige Leistung profitieren von Glycin, wie eine im *Journal of Clinical Psychopharmacology* veröffentlichte Studie mit Jugendlichen zeigte. Die Testpersonen schnitten in den kognitiven Tests besser ab, waren aufmerksamer und konnten sich besser erinnern, nachdem sie Glycin genommen hatten.[17] Inzwischen wird auch die Wirkung von Glycin bei neurodegenerativen Erkrankungen wie Alzheimer erforscht.

Glycin bekämpft Entzündungen und stärkt das Immunsystem

Die von der Größe her eher kleine und unscheinbare Aminosäure Glycin hat die Aufmerksamkeit der Forschung gewonnen, nachdem entdeckt wurde, wie viele gesundheitliche Wirkungen von ihr ausgehen. In den beiden großen Regulierungssystemen Stoffwechsel und Immunsystem hat Glycin zentrale Aufgaben. Die Aminosäure hemmt Entzündungen, die als Hauptauslöser für zahlreiche Krankheiten gesehen werden. Diese Eigenschaft bewirkt, dass Glycin allergische Reaktionen und Autoimmunreaktionen verringern kann. Außerdem zählt es zu den wichtigen Aminosäuren, die die Darmschleimhaut aufbauen und das Darmimmunsystem stärken. Zu den weiteren herausragenden Eigenschaften zählt, dass Glycin zum Schutz der Zellen vor toxischen Stoffen beiträgt. Diese Wirkungen mögen simpel klingen, aber nicht alle Stoffe, die ähnliches leisten, sind so effektiv wie Glycin. Somit legen sie die Basis für einen gesunden Körper und werden durch die Forschung bestätigt, zum Beispiel in einer Studie aus dem Jahr 2003.[18]

Glycin wirkt regulierend auf die entzündungsfördernden Makrophagen und Zytokine und verhindert die Bildung von freien Radikalen, wodurch das Darmimmunsystem ebenfalls gestärkt wird, denn Entzündungen und Zelloxidation spielen auch im Darm eine Rolle. Zudem beugt Glycin einer Colitis vor und konnte sogar eine experimentell ausgelöste Colitis während einer Studie heilen.[19] Eine Reihe wissenschaftlicher Untersuchungen kam zu dem Ergebnis, dass sich Glycin – und damit Kollagen, das noch weitere ent-

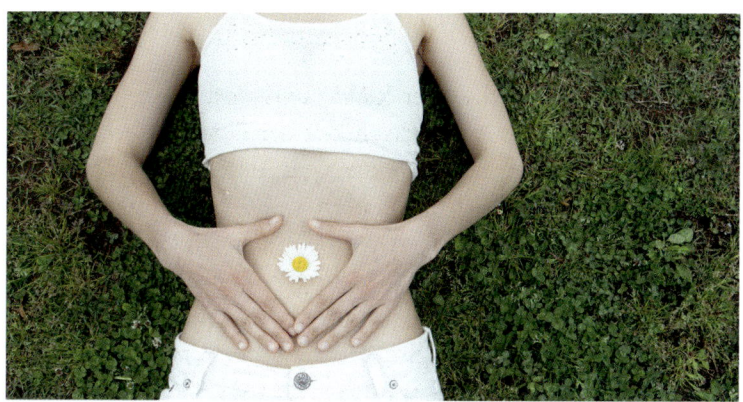

zündungshemmende Aminosäuren aufweist – für die Behandlung von chronisch-entzündlichen Erkrankungen eignet.[20,21,22]

Glycin im Stoffwechsel und bei Diabetes

Bei Patienten mit Adipositas oder Diabetes ist der Glycinspiegel im Blut niedrig. Untersuchungen haben gezeigt, dass sich die Insulinresistenz verbessert, wenn mehr Glycin vorhanden ist. Ein höherer Glycinspiegel senkt auch das Risiko, an Diabetes Typ 2 zu erkranken.[23] Glycin beziehungsweise Kollagen wird für den Aufbau stabiler und elastischer Blutgefäße gebraucht. Der Mangel, der bei Diabetikern und Patienten mit chronischen Nierenerkrankungen beobachtet wurde, ist vermutlich die Erklärung dafür, dass die Arterien bei beiden Leiden verhärten und das Risiko für Herz-Kreislauf-Erkrankungen steigt.[24,25]

Glycin für die Leber

Die Leber entgiftet Schad- und Abfallstoffe über eine komplexe Abfolge enzymatischer Reaktionen, die in Phase I und II unterteilt werden. Dazu zählt die Umwandlung von fettlöslichen Schadstoffen in wasserlösliche Substanzen, die über den Urin oder die Galle ausgeleitet werden können. Um in Phase II effektiv entgiften zu können, brauchen die Leberzellen schwefelhaltige Aminosäuren wie Taurin und Cystein sowie Glycin und Glutamin. Glycin ist außerdem an der Bildung von Gallensaft beteiligt.

Erkrankungen der Leber durch Alkoholkonsum bis hin zur Leberzirrhose können durch Glycin positiv beeinflusst werden. Untersuchungen haben gezeigt, dass Glycin auch als Schutz vor Leberkarzinomen und ihrer Behandlung bei alkoholischer Leberzirrhose eingesetzt werden kann. Als Fazit einer 2005 in *Alcoholism, Clinical and Experimental Research* veröffentlichen Studie erklärten die Wissenschaftler: »Glycin ist ein wirksames Mittel zur Behandlung unterschiedlicher Lebererkrankungen, einschließlich solcher, die durch Alkoholkonsum entstehen.«[26]

Glycin für Blutdruck und Herz-Kreislauf-System

Glycin stärkt das Immunsystem und bekämpft Entzündungen, die dem Herz-Kreislauf-System schaden. Die antioxidative Wirkung schützt außerdem die Zellen im gesamten Körper. Bei

Untersuchungen wurde herausgefunden, dass mehr Glycin im Körper das Risiko für Herzinfarkt senken kann. Von besonderem Interesse sind auch Studien, die sich mit den Wirkungen großer Dosen an Glycin auf die negativen Folgen einer stark zuckerhaltigen Ernährung auf Leber, Fettleibigkeit und Blutgefäße befassen. Im Tierversuch reduzierte Glycin den hohen Fettgehalt in der Leber von Ratten, die mit Saccharose gefüttert worden waren. Die Schäden durch freie Radikale in den Mitochondrien der Leberzellen nahmen ab, und der Blutdruck normalisierte sich ebenso wie die Blutfettwerte und die Insulinmenge im Blut. Es wurde mehr Glutathion in den Körpern der Tiere hergestellt, der Zellstress ging insgesamt zurück und der endothelabhängige Blutfluss erreichte wieder einen guten Wert.[27] Ähnlich wichtig ist das Ergebnis einer Untersuchung aus dem Jahr 2013 an Patienten mit metabolischem Syndrom. 15 Gramm Glycin in 3 Tagesdosen aufgeteilt verringerten den Zellstress bei den roten und weißen Blutkörperchen. Der systolische Blutdruck – der Druck, den das Blut auf die Gefäßwände ausübt – sank ebenfalls deutlich. »Glycin«, so die Wissenschaftler, »spielt eine wichtige Rolle in der Regulierung der Redoxreaktionen im menschlichen Körper und schützt vor der Zerstörung von Zellen durch freie Radikale bei Patienten mit metabolischem Syndrom«.[28]

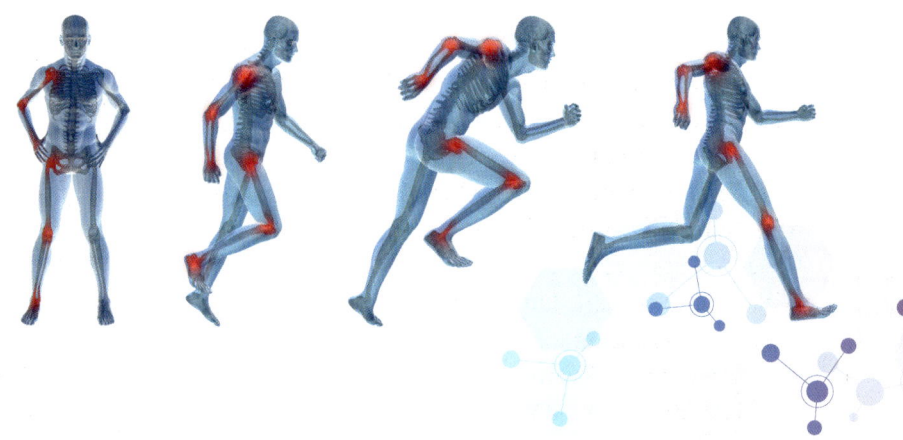

Glycin für Knochen und Gelenke

Kollagen besteht zu einem Drittel aus Glycin, das nachweislich für Knochen, Gelenke, Muskeln und das Bindegewebe wichtig ist. Als Baustein von Kollagen sorgt Glycin für Kraft, Stärke und Geschmeidigkeit, es stärkt sowohl Knochen als auch Gelenke[29] und trägt zur Vorbeugung und Behandlung von Osteoporose und Arthrose[30] bei. Zu diesem Ergebnis kam Patricia de Paz Lugo vom *Cellular Metabolism Institute* in Teneriffa, als sie 2018 eine Studie mit 600 Teilnehmern durchführte. Die Probanden waren zwischen 4 und 85 Jahre alt und hatten degenerative Knochener-krankungen. Sie erhielten zweimal täglich 5 Gramm Glycin. Nach 2 Wochen und in anderen Fällen nach 4 Monaten gingen bei allen die Symptome zurück.[31] Glycin hemmt Entzündungen und kann deshalb auch das Risiko einer Arthritis verringern.[32]

Anti-Aging mit Glycin

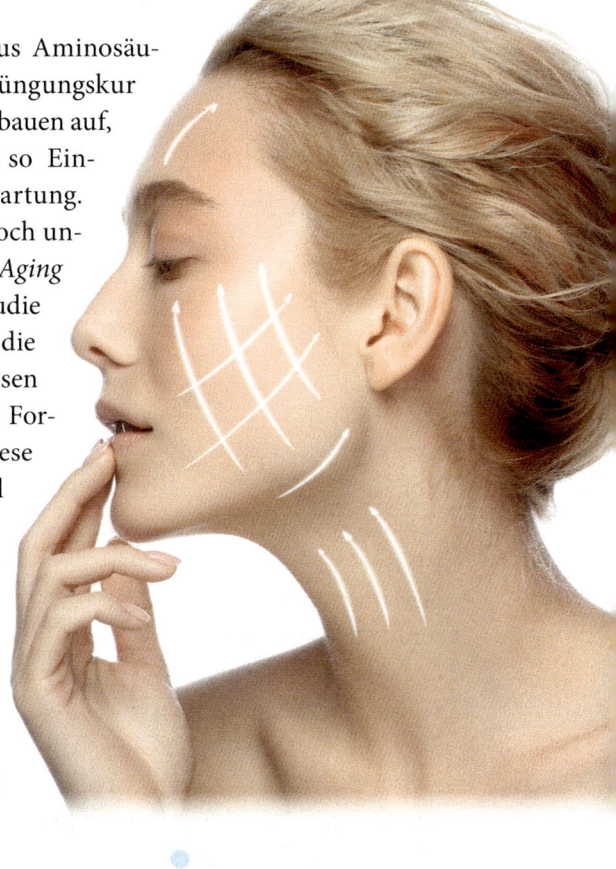

Die richtige Mischung aus Aminosäuren wirkt wie eine Verjüngungskur von innen. Aminosäuren bauen auf, reparieren und nehmen so Einfluss auf die Lebenserwartung. Vieles ist diesbezüglich noch ungeklärt, aber eine 2019 in *Aging Cell* veröffentlichte Studie bestätigte, dass Glycin die Lebensspanne von Mäusen verlängern kann.[33] Die Forscher vermuten, dass diese Wirkung eintritt, weil sich Glycin im Körper ähnlich auswirkt wie eine geringere Aufnahme von Methionin – eine Aminosäure, die in größeren Mengen mit Alterungsprozessen in Verbindung gebracht wird.[34]

Prolin

Prolin schützt Kollagen vor dem Abbau durch Kollagenasen

Mit einem Anteil von 15 Prozent steht Prolin an zweiter Stelle unter den Aminosäuren in Kollagen. Zusammen mit Hydroxyprolin, das aus Prolin und Vitamin C gebildet wird, kommt Prolin sogar auf 23 Prozent. Prolin ist nicht essenziell, denn unser Körper kann die Aminosäure aus Arginin und Glutamin beziehungsweise Glutamat herstellen. Der Bedarf ist jedoch oft wesentlich höher, vor allem bei Belastungen wie Stress und Erkrankungen. Etwa ab dem 30. Lebensjahr lässt die Fähigkeit des Körpers nach, Prolin selbst herzustellen, während gleichzeitig mehr gebraucht wird. Wie bei anderen Nährstoffen zeigt sich bei Prolin, dass der Alterungsprozess mit dem Abnehmen an Nähr- und Aufbaustoffen verbunden ist. Das hat zum einen damit zu tun, dass unser Körper im Laufe der Zeit weniger von den Substanzen, die er prinzipiell herstellen könnte, auch definitiv produzieren kann. Zum anderen damit, dass die Nährstoffaufnahme im Darm zurückgeht, teils aus Altersgründen, teils weil Erkrankungen des Darms wie eine gestörte Mikroflora und eine kranke Darmwand die Aufnahme verringern. Im Umkehrschluss lässt sich der Prozess verlangsamen, indem man das Nährstoffangebot erhöht. Das gilt besonders für Aminosäuren und Proteine als Bausteine für die körperliche Substanz, das Immunsystem, Hormone und Enzyme.

Als Bestandteil von Kollagen hat Prolin eine wichtige Aufgabe: Es blockiert die Enzyme, die Kollagen abbauen (Kollagenasen). Da die Kollagenasen bei chronischen Krankheiten besonders stark arbeiten, ist hier Prolin besonders wichtig.

Prolin für ein gesundes Bindegewebe

Prolin ist eine der wichtigsten Aminosäuren für den Aufbau eines stabilen und funktionstüchtigen Bindegewebes. Wie wichtig ein gutes Bindegewebe ist, lässt sich leicht daran erkennen, dass es für viel mehr zuständig ist als nur für die Unterfütterung der Haut und damit für eine schönere Optik. Das Bindegewebe transportiert Nährstoffe zu den verschiedenen Geweben und leitet Abfallstoffe, die aus den Zellen ausgeschieden werden, aus dem Körper. Nur ein gesundes Bindegewebe kann die Versorgung mit Nährstoffen und gleichzeitig die lebensnotwendige Entgiftung sicherstellen. Alles, was dem Bindegewebe hilft, unterstützt die Gesundheit, die Regeneration und die Fitness.

Prolin für schöne Haut

Die Haut ist das größte Organ des Körpers. Es geht hier also um mehr als das Aussehen, das durch eine schöne Haut gewonnen wird. Die Haut ist die erste Barriere des Immunsystems gegen eindringende Keime. Mithilfe von Hydroxyprolin stellt unser Körper Kollagen her und kann eine elastische, kräftige und abwehrfähige Haut aufbauen. Mit der sinkenden Kollagenproduktion wird die Haut bei älteren Menschen in der Regel dünner und ist weniger reich an kräftigenden Fasern. Hinzu kommen Zellschäden durch freie Radikale. Die Haut verliert an Struktur und Geschmeidigkeit und bildet Falten. Prolin unterstützt die Haut auch noch auf andere Weise, und zwar indem es den antioxidativen Schutz der Zellen erhöht. Als wichtiger Bestandteil von Kollagen kann Prolin Cellulite vorbeugen oder eine bestehende verbessern. Das gilt vor allem dann, wenn Prolin nicht isoliert eingenommen wird, sondern im Verbund mit Glycin und den weiteren Aminosäuren in Kollagen, die alle zusammenwirken.

Schwangerschaftsstreifen sind Streifen, die durch starke Dehnung des Gewebes am Bauch, der Brust und/oder den Oberschenkeln entstehen. Sie treten allerdings nicht nur während einer Schwangerschaft auf, wenn auch da vermehrt. In der Unterhaut bilden sich feine Risse, die mit der Zeit blasser werden, vernarben und schließlich nur noch als feine weiße Linien sichtbar sind. Dehnungsstreifen können mit einem Mangel an Prolin beziehungsweise mit einem Mangel an Kollagen zusammenhängen. Zusätzliches Kollagen oder Prolin, auch prophylaktisch eingenommen, kann verhindern, dass sich noch mehr Streifen bilden.

Prolin für die Wundheilung

Bei einer Verletzung beginnt unser Körper sehr viel mehr Prolin zu produzieren, um die Wunde zu heilen. Wunden heilen auch schneller, wenn Prolin äußerlich auf die Verletzung aufgetragen wird.[35,36]

Prolin für Stoffwechsel, Magen, Darm und Immunsystem

Etwa 10 Prozent der Kalorien, die wir zu uns genommen haben, werden verbraucht, während unser Körper sie in Energie und Nährstoffe umwandelt. Dieser Vorgang wird auch als Kalorien »verbrennen« beziehungsweise als thermische Wirkung der Nahrung bezeichnet. Proteine haben eine stärkere thermische Wirkung als Kohlenhydrate. Beim Verbrennen von Eiweiß wird also mehr Energie verbraucht. Proteine wie Prolin kurbeln daher den Stoffwechsel an und machen schneller satt.

Als Baustein von Kollagen ist Prolin wichtig für einen gesunden Darm. Gesunde Magen- und Darmschleimhäute stärken die Verdauung und das Darmimmunsystem. Prolin hält die Schleimhäute gesund und hilft, Darmerkrankungen wie das Leaky-Gut-Syndrom sowie Reizungen und Erkrankungen der Magenschleimhaut zu heilen. Prolin allein zeigt bereits eine positive Wirkung auf die Schleimhäute. Im Verbund mit den weiteren Aminosäuren in Kollagen bietet Prolin unschätzbare Hilfe für einen gesunden Darm und eine wirklich gute Nährstoffaufnahme, bei der Schädliches nicht in den Körper aufgenommen wird. Das verhindert Autoimmunreaktionen gegen Fremdstoffe, die ungewollt in die Blutbahn eindringen und fehlgeleitete Reaktionen im Immunsystem hervorrufen.

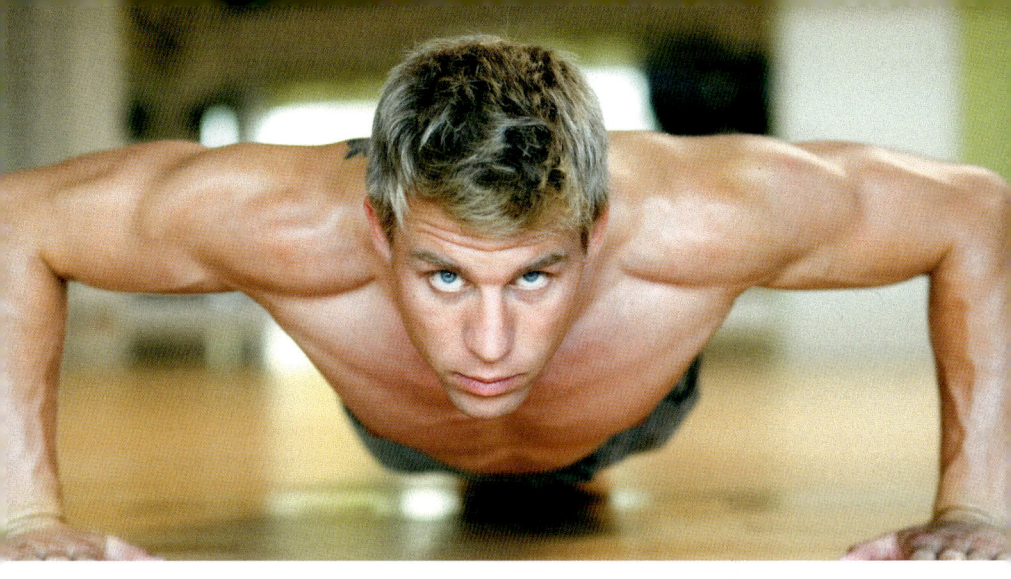

Prolin für Mitochondrien, Energie und Muskelaufbau

Eine besondere Eigenschaft von Prolin liegt darin, dass es eine Art Sensor für den Energiestatus in den Zellen darstellt. In seiner Eigenschaft als Signalstoff reguliert Prolin die Funktion der Mitochondrien und kann die Teilung der Zellen auslösen. Stärker aktivierte Mitochondrien stellen mehr Energie zur Verfügung. Bei Pflanzen wurde außerdem beobachtet, dass Prolin spezielle Gene aktiviert, die die Regeneration nach Stress anregen.[37] Eine ähnliche Wirkung wird auch beim Menschen vermutet.

Muskeln wachsen durch Proteine. Am Muskelaufbau sind eine Reihe Aminosäuren beteiligt und Prolin ist eine davon. Neben der Bildung von Muskelmasse erhöht Prolin die Energie, die den Muskeln zur Verfügung steht, indem es, wie weiter oben beschrieben, die Mitochondrien anregt.

Prolin im Herz-Kreislauf-System

Arteriosklerose ist die häufigste Ursache für Herzkrankheiten. Die Arterien verdicken durch Fettansammlungen an den Gefäßwänden, werden hart und starr, und es kann immer weniger Blut durch die Gefäße fließen. Dadurch können Nährstoffe und Sauerstoff schlechter durch den Körper transportiert werden. Der geringere Blutfluss erzeugt einen erhöhten Druck, der einen Herzinfarkt auslösen kann. Prolin trägt dazu bei, dass sich weniger Fettablagerungen an den Gefäßwänden ansammeln können. Außerdem hat es einen günstigen Einfluss auf den Blutdruck. Prolin kräftigt die Arterienwände und schützt das Endothel (die inneren Gefäßwände). Letztlich ist es jedoch die Aminosäurenkombination in Kollagen, die zusammen mit Vitaminen eine Arteriosklerose verhindern oder eine bestehende verbessern kann.[38,39]

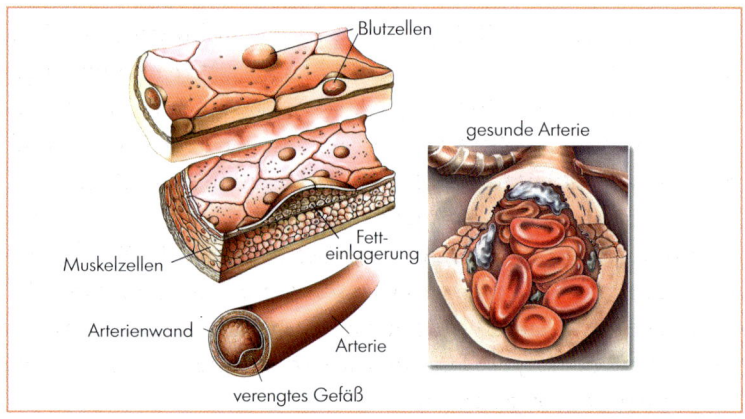

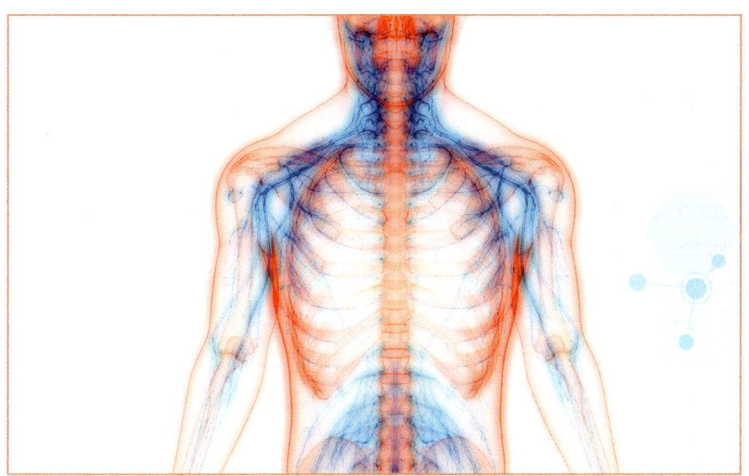

Prolin für Knochen, Gelenke und Knorpel

Als Bestandteil von Kollagen unterstützt Prolin gesunde Knochen, Gelenke, Knorpel, Sehnen und Bänder. Wird Prolin eingenommen, tritt diese Wirkung in erster Linie dadurch auf, dass es den Aufbau von Kollagen anregt und es vor dem Abbau durch Kollagenasen schützt. Sämtliche Aminosäuren in Kollagen, und vor allem die drei, die am meisten darin enthalten sind – Glycin, Prolin und Glutamin – sind ausgesprochen wichtig für das körperliche Wachstum. Wir wachsen nicht nur als Kinder und Jugendliche, auch im Erwachsenenalter finden Wachstumsprozesse in unserem Körper statt, die wir dann als Regenerations- und Heilungsprozess bezeichnen.

Glutamin

Glutamin – für Muskeln, Darm und Stoffwechsel

Glutamin ist die am häufigsten im Blut vorkommende Aminosäure und deshalb entsprechend wichtig. 30–35 Prozent des lebenswichtigen Stickstoffs im Blut entstehen durch Glutamin. Im Tierversuch zeigte sich, dass Glutamin eine wichtige Aminosäure für die Menge an Stickstoff ist, die die Makrophagen (die »Fresszellen« des Immunsystems) produzieren können.[40] Stickstoff ist essenziell für die Regulation der Weite der Blutgefäße. Das allein verleiht dem Stickstoff bereits eine enorme Bedeutung hinsichtlich unserer Gesundheit. Stickstoff kommt in Nukleinsäuren (DNS und RNS) vor, die die Bauanleitungen für sämtliche Proteine enthalten, außerdem in Enzymen, Hormonen, im Bindegewebe und im Immunsystem. In den Zellen ist die Stickstoffkonzentration etwa viermal höher als im Blut, was zeigt, wie wichtig er für die Zellfunktion ist.

Glutamin ist nicht essenziell, denn der menschliche Körper kann Glutamin im Muskelgewebe herstellen, vor allem in der Skelettmuskulatur. Dazu müssen genügend Aminosäuren zur Verfügung stehen, vor allem die beiden essenziellen Valin und Isoleucin.

Ungefähr 50 Prozent des Glutamins im Körper dienen als Energielieferant, 10–20 Prozent werden für die Gluconeogenese verbraucht. Dies bedeutet, dass Glutamin in Glukose umgewandelt wird. In Hunger- und Fastenzeiten sowie bei großen Belastungen,

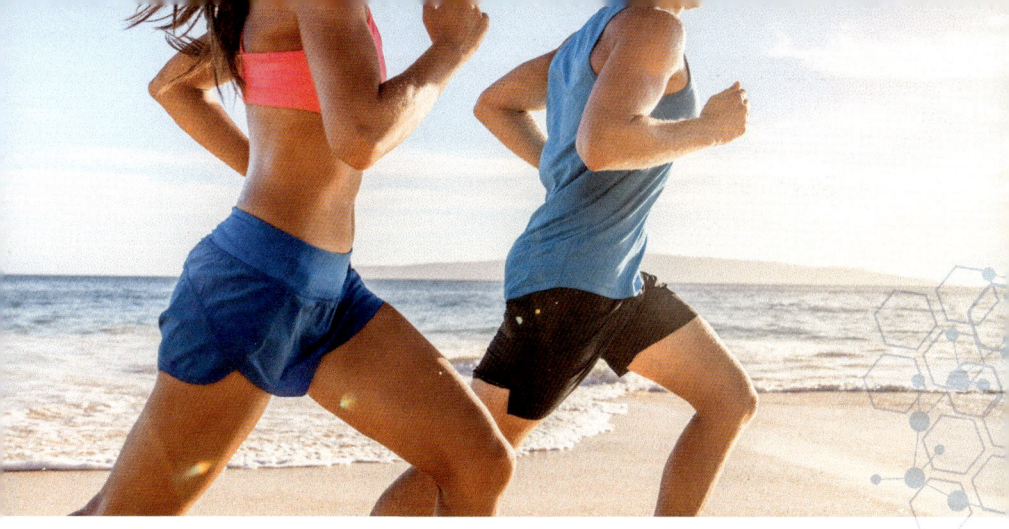

wenn die Glukosespeicher aufgebraucht sind und nicht genügend Kohlenhydrate mit der Ernährung nachgeliefert werden, kommen Aminosäuren wie Glutamin zum Zug. Sie sorgen dafür, dass der Blutzuckerspiegel auch dann noch aufrechterhalten wird. Das ist besonders wichtig für den hohen Energieverbrauch des Gehirns. Das restliche Glutamin, etwa 30–40 Prozent, wird für die Eiweißsynthese verwendet.

Bei Belastungen wie chronischem Stress, Krankheiten und starker Muskelbeanspruchung (z. B. im Leistungssport und als Folge des Alterungsprozesses) braucht der Körper deutlich mehr Glutamin als er herstellen kann. Glutamin ist zwar auch in vielen Nahrungsmitteln enthalten, aber die aufgenommene Menge reicht oft nicht aus. Deshalb wird Glutamin manchmal auch als semi-essenziell eingestuft – eine Aminosäure, die im Prinzip vom Körper hergestellt werden kann, was unter bestimmten Bedingungen jedoch nicht in ausreichendem Maße geschieht.

Sportler und die Fitnessindustrie haben die Vorzüge von Glutamin schon seit Langem entdeckt, denn Glutamin beschleunigt die Regeneration nach dem Training. Erschöpfte Muskeln laden sich schneller auf, weil Glutamin dafür sorgt, dass sich die leeren Glykogenspeicher umgehend wieder füllen.[41] Die Wirkung von Glutamin auf die Glukosespeicher ist um ein Vielfaches stärker als die von Kohlenhydraten wie Traubenzucker, die sich schnell wieder verbrauchen und kalorienintensiv sind. Die Erholung nach Belastung ist deutlich spürbar. Wenn der Körper mehr Glutamin brauchen würde als vorhanden ist, um sich zu erholen, zeigen Muskelschwäche und körperliches Unwohlsein, dass etwas fehlt. Glutamin steigert generell die körperliche Ausdauer – ein Vorteil, von dem nicht nur Sportler profitieren. Wenn man bedenkt, dass rund 60 Prozent der Skelettmuskulatur durch Glutamin aufgebaut werden und dass Glutamin die Proteinsynthese überall im Körper unterstützt, wird die Aminosäure für Jung und Alt interessant. Wie die Forschung zeigt, ist der Fitnessaspekt aber bei Weitem nicht alles, was Glutamin zu leisten vermag.[42]

Glutamin transportiert Stickstoff durch den Körper

Im Gegensatz zu anderen Aminosäuren hat Glutamin zwei Stickstoffatome und kann deshalb Stickstoff durch den Körper transportieren. Nach Schätzungen wird etwa ein Drittel des Stickstoffs, der durch den Abbau von Aminosäuren entsteht, von Glutamin durch das Blut befördert.[43] Stickstoff ist ein kleines Molekül mit großen Wirkungen in unserem Körper. Während andere biologische Moleküle sehr komplex aufgebaut sind, hat Stickstoff nur zwei Atome, ein Stickstoffatom und ein Sauerstoffatom. Kleine Mengen an Stickstoff sind sehr wichtig und nützlich für die Gesundheit, große Mengen sind gefährlich. Stickstoff weitet die Blutgefäße, sodass mehr Blut zum Herzen und den Organen strömen kann. Durch die Entspannung der Blutgefäße senkt Stickstoff den Blutdruck. Als Signalmolekül verbindet er Nervenzellen und hat im Immunsystem eine wichtige Stellung bei der Bekämpfung von Infektionen. Forscher gehen davon aus, dass Stickstoff den Alterungsprozess beeinflusst. Ob als Stickstoff-Transporter oder in anderen Funktionen – Glutamin ist lebenswichtig für uns.

Glutamin für das Säure-Basen-Gleichgewicht

Wenn die Säure-Basen-Balance aus dem Gleichgewicht ist, nimmt der Verbrauch von Glutamin in den Nieren stark zu. Glutamin bindet die überschüssige Säure und scheidet sie in Form von Ammonium-Ionen aus. Die Verstoffwechselung von Glutamin liefert außerdem Bikarbonat-Ionen, die den pH-Wert regulieren. In Verbindung mit Kohlensäure bilden diese Ionen, die als Bikarbonat-Puffer eines der wichtigsten Puffersysteme des

Blutes und anderer Körperflüssigkeiten fungieren, um eine Säurebelastung zu reduzieren.[44] Im Umkehrschluss bedeutet das: Ein Mangel an Glutamin erhöht die Säurebelastung im Körper mit allen negativen Auswirkungen, je nach Grad der Übersäuerung.

Glutamin versorgt das Immunsystem mit Energie

Immunzellen nutzen Glutamin in erster Linie dazu, um sich mit Energie zu versorgen, sich zu vermehren und uns gegen Keime zu schützen.[45] Ein Mangel an Glutamin kann das Immunsystem schwächen.[46] Forscher haben festgestellt, dass Glutamin auch während starken Belastungen wie einer Operation ein starkes Immunsystem aufrechterhält.[47,48]

Der katabole Stoffwechsel verbraucht ebenfalls viel Glutamin. Im Abbaustoffwechsel (katabol) werden Nährstoffe und Stoffwechselprodukte abgebaut. Auf diese Weise gewinnt unser Körper Energie, entgiftet und kann Zellschutz und anderes verbrauchtes Material ausleiten. Der Gegenpart des katabolen Stoffwechsels ist der anabole, bei dem sich Proteine bilden und körperliche Substanz aufgebaut wird.

Glutamin für Darm und Immunsystem

Glutamin schützt und heilt den Darm. Eine Fülle an Studien belegt, dass Glutamin die Darmbarriere vor dem Eindringen von Substanzen schützt, die schädlich und krankheitserregend sind oder allergische Reaktionen hervorrufen. Glutamin gilt als eine der wichtigsten Substanzen, die in der Lage sind, das Leaky-Gut-Syndrom zu heilen. Der »lecke Darm« ist nicht mehr in der Lage, wertvolle Stoffe aufzunehmen und Schadstoffe abzuhalten.[49] Beim Leaky Gut sind die sogenannten *tight junctions*, auch *Zonula occludens* genannt, die einen »dichten Verschluss« zwischen den Zellzwischenräumen bilden sollten, nicht mehr dicht. »Dicht« bedeutet hier allerdings nicht völlig undurchlässig, sondern dicht in Abhängigkeit von der Substanz, die in den Blutstrom aufgenommen oder abgewehrt werden soll. Das heute weit verbreitete Leaky-Gut-Syndrom entsteht durch ganz unterschiedliche Ursachen: ungeeignete Ernährung und eine unausgewogene Darmflora, Nahrungsmittelunverträglichkeiten wie Milcheiweiß und Gluten, Stress, Infektionen, Chemotherapie, immununterdrückende Medikamente (Cortison), Strahlungsschäden, Verletzungen und mehr. Wenn die Darmbarriere nicht richtig funktioniert, gelangen Substanzen ins Blut, die Entzün-

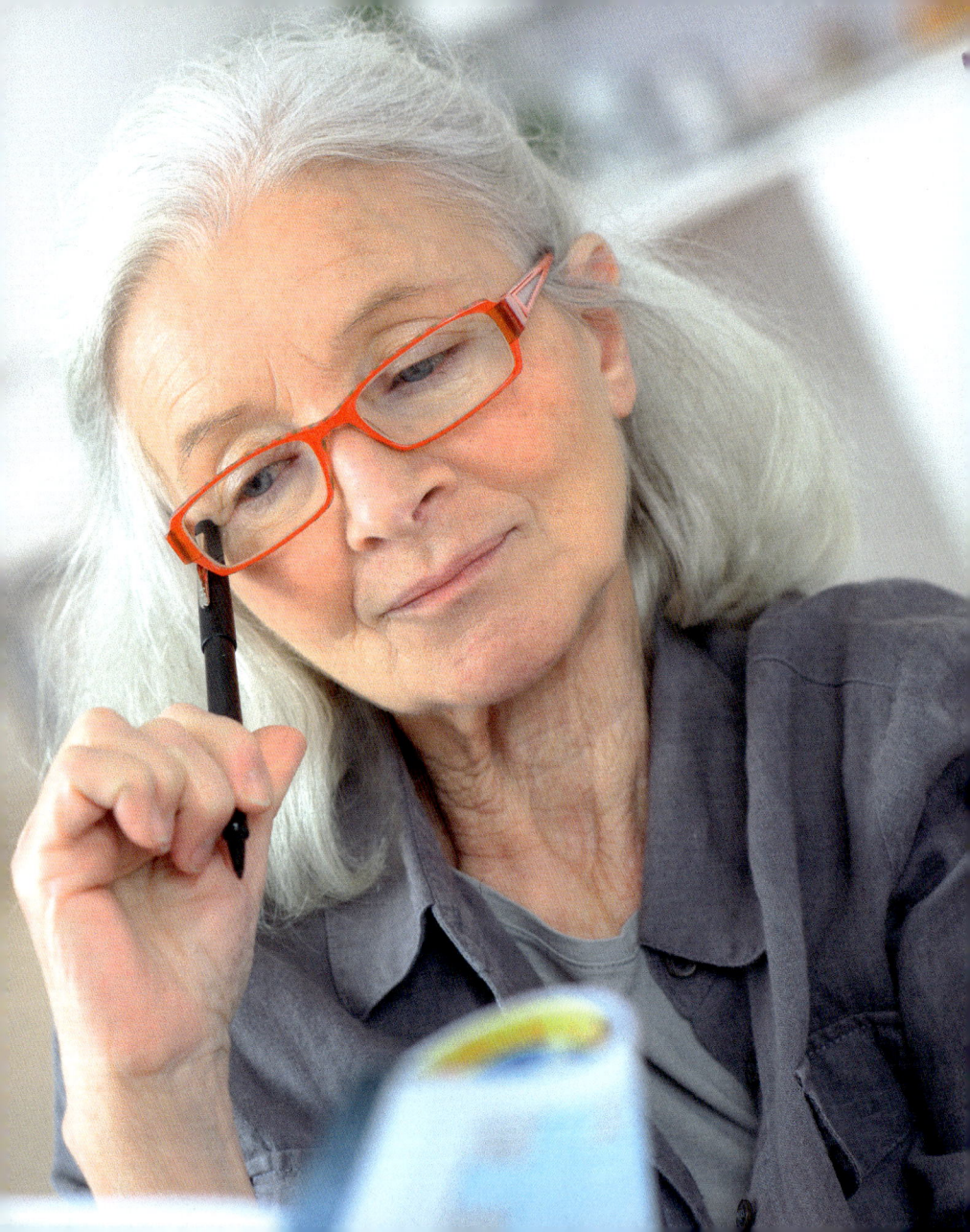

dungen, Autoimmunreaktionen, Allergien, Gelenkschmerzen und Gelenkabbau hervorrufen. Der Leaky Gut beginnt mit einer entgleisten Darmflora und hat langfristig dramatische Auswirkungen. Dies geschieht unter anderem deshalb, weil sich im Darm der größte Teil des Immunsystems befindet. In einem gesunden Darm kann das Immunsystem Bestleistungen vollbringen. Bei einer durchlässigen Darmwand hingegen kann dies nicht optimal funktionieren, es muss zusätzlich mit den eingedrungenen Substanzen kämpfen. Häufig bilden sich dann fehlgeleitete Immunreaktionen, die sich gegen körpereigenes Gewebe richten.

Glutamin nährt die Zellen des Gehirns

Als Baustein für die Proteinsynthese ist Glutamin auch an der Bildung von Neurotransmittern beteiligt. Die anregenden Neurotransmitter Glutamat und Aspartat basieren auf Glutamin, und ihr Gegenspieler, der beruhigende Botenstoff GABA, wird wiederum aus Glutamat gebildet.

GABA sorgt dafür, dass sich durch Glutamat übererregte Neuronen, die Unruhe und Depressionen hervorrufen können, wieder beruhigen. Für seelische Ausgeglichenheit und eine gute Gehirnleistung müssen Glutamin und Glutamat beziehungsweise GABA im richtigen Verhältnis stehen.[50] Glutamin kann die Aufmerksamkeit, die Konzentration und das Gedächtnis stärken, aber auch Nervosität und Ängste beruhigen und die Stimmung aufhellen. Neurodegenerative Erkrankungen, Hirntumore, Epilepsie und weitere Befindlichkeiten, die das Verhalten, die Stimmung und die Art und Weise beeinflussen, wie ein Mensch sich bewegt und spricht, sind mit einem Glutaminmangel verbunden. Glutamin hält das Gehirn jung. Die Forschungsergebnisse haben gezeigt, dass eine Fehlfunktion der Mitochondrien ein wesentlicher Grund für die Gehirnalterung ist.

Glutamin entgiftet

Alles, was die Leber stärkt und entgiftet, erhält die Gesundheit und sorgt für ein natürliches Anti-Aging. Glutamin unterstützt eine gesunde Leber, indem es an der Produktion von Glutathion-Peroxidase beteiligt ist. Das Enzym ist einer der stärksten Radikalfänger und wirkt durch seinen Zellschutz wie ein natürlicher Verjüngungsbrunnen. Die Leber ist der größte Speicher für Glutathion, das sie vor dem Angriff freier Radikaler schützt. Darüber hinaus lagern sich Schwermetalle wie Quecksilber und Kadmium sowie einige Lösungs- und Schädlingsbekämpfungsmittel in der Leber ab, was die Leber belastet. Glutathion geht eine Verbindung mit diesen Stoffen ein und hilft, sie auszuscheiden.

So, wie Vitamin C aufgrund seiner breit gefächerten Wirkweise als Supervitamin gilt, ist Glutathion ein Superprotein, bestehend aus den Aminosäuren Cystein, Glutamin und Glycin. Kollagen, in dem sowohl Glycin als auch Glutamin enthalten sind, liefert also den größten Teil des Baumaterials für das wertvolle Glutathion.

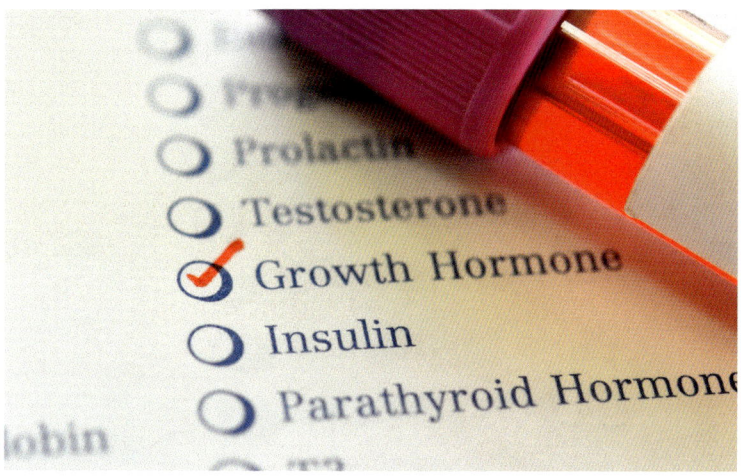

Glutamin erhöht die Bildung des Wachstumshormons

Glutamin ist an der Produktion und Regulation des Wachstumshormons Somatotropin (engl. *Human Growth Hormon*, HGH) beteiligt. Reichlich Glutamin kann den Spiegel des Wachstumshormons erhöhen. Auch hier zeigt Kollagen, wie wichtig es für uns ist, denn es enthält sowohl Glycin als auch Glutamin. Damit liefert es bereits zwei Baumaterialien für das Wachstumshormon, über das Sie bereits im Kapitel über Glycin lesen konnten.[51]

Weitere Aminosäuren in Kollagen

Neben Glycin, Prolin und Glutamin enthält Kollagen noch weitere Aminosäuren. Hier sind die wichtigsten:

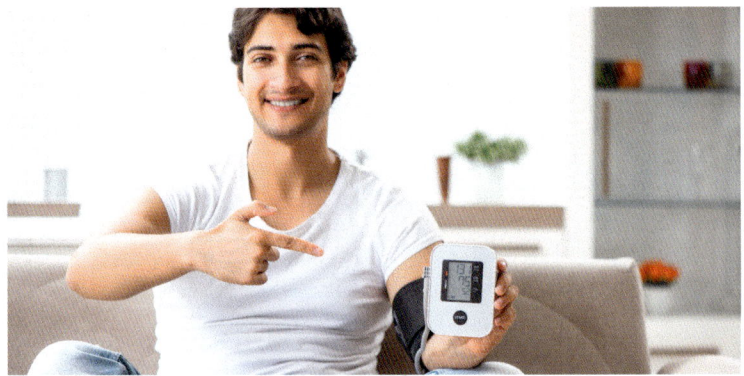

Arginin

- ist eine nicht essenzielle Aminosäure
- senkt den Blutdruck auf natürliche Weise
- unterstützt gesunde Blutgefäße
- verringert das Risiko für Herz-Kreislauf-Erkrankungen
- ist unbedingt nötig für die Entsorgung des Stickstoffabfalls, der durch Stoffwechselprozesse entsteht
- unterstützt die Bildung des Wachstumshormons (Somatotropin, HGH)
- ist an der Regulierung des Proteinstoffwechsels beteiligt

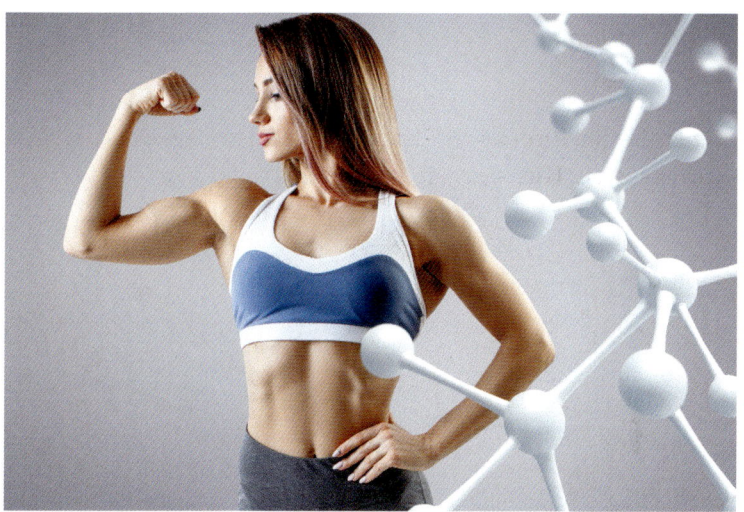

Leucin

- ist eine essenzielle Aminosäure
- baut Muskeln auf
- wird für die Energiegewinnung gebraucht
- erhöht die Stärke und Kraft der Muskeln durch mehr Energie
- ist wichtig für das Immunsystem und die Heilung
- ist an der Regulierung des Blutzuckerspiegels beteiligt, indem es die Ausschüttung von Insulin und die Insulinsensitivität erhöht
- ist wichtig für das Gehirn und erhöht die Ausschüttung des Wohlfühlhormons Serotonin

Hydroxylysin

❱ wird durch Hydroxylierung aus Lysin unter Mitwirkung von Vitamin C gebildet
❱ ist eine Aminosäure, die nur in Kollagen und nur im Bindegewebe vorkommt
❱ fördert die Quervernetzung der Kollagenfasern
❱ ist wichtig für den Aufbau von Bindegewebe
❱ hält Knochen, Gelenke, Sehnen, Knorpel und Bänder gesund

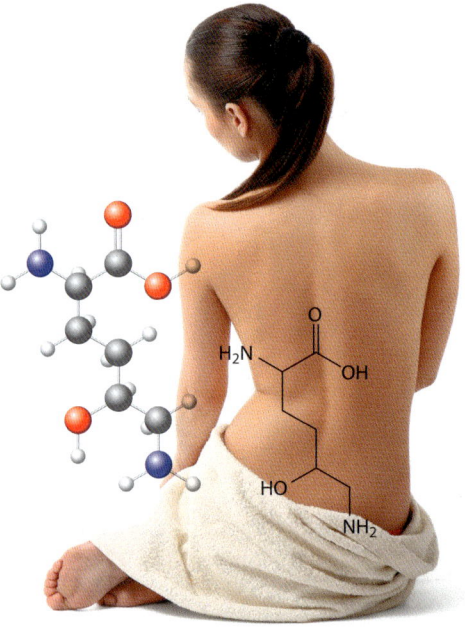

Hydroxyprolin

❱ wird durch Hydroxylierung aus Prolin unter Mitwirkung von Vitamin C gebildet
❱ ist eine Aminosäure, die nur in Kollagen und nur im Bindegewebe vorkommt
❱ fördert die Quervernetzung der Kollagenfasern
❱ ist wichtig für den Aufbau von Bindegewebe
❱ hält Knochen, Gelenke, Sehnen, Knorpel und Bänder gesund
❱ ist wichtig für die Haut

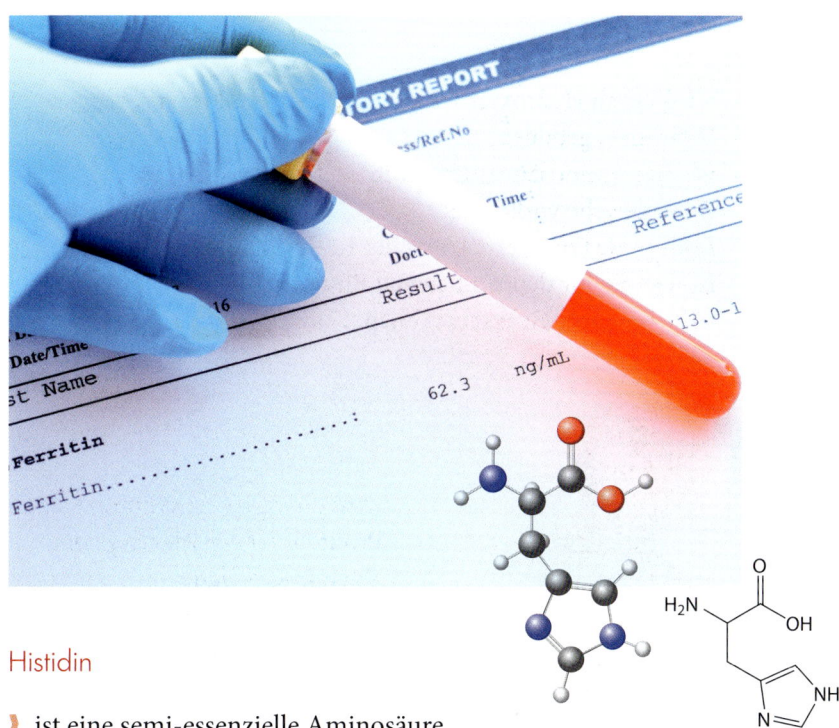

Histidin

❱ ist eine semi-essenzielle Aminosäure

❱ spielt eine wichtige Rolle beim Aufbau eisenhaltiger Moleküle wie Ferritin

❱ bindet Eisen im roten Blutfarbstoff Hämoglobin

❱ ist wichtig für den Sauerstofftransport im Körper

❱ puffert den pH-Wert im Blut

❱ wird für die Energiegewinnung in den Mitochondrien gebraucht

Alanin

> ist eine nicht essenzielle Aminosäure
> stellt sehr schnell Energie zur Verfügung, weil es in die sofort nutzbare Glukose umgewandelt wird
> erhöht den Blutzuckerspiegel und sorgt für mehr Energie unter Stress
> ist wichtig für den Aufbau von Proteinen und Muskeln wird für die Bildung von Vitamin B_5 (Pantothensäure) gebraucht
> fördert die Insulinproduktion

Isoleucin

> ist eine essenzielle Aminosäure
> wird in Glukose umgewandelt und stellt Energie zur Verfügung, wenn die Glukosereserven aufgebraucht sind
> baut Muskeln auf und fördert die körperliche Belastbarkeit
> aktiviert die Ausschüttung von Insulin, das die Aufnahme von Glukose und Aminosäuren in die Muskelzellen anregt
> stärkt das Immunsystem
> unterstützt die Bildung von neuem Gewebe
> fördert die Bildung roter Blutkörperchen

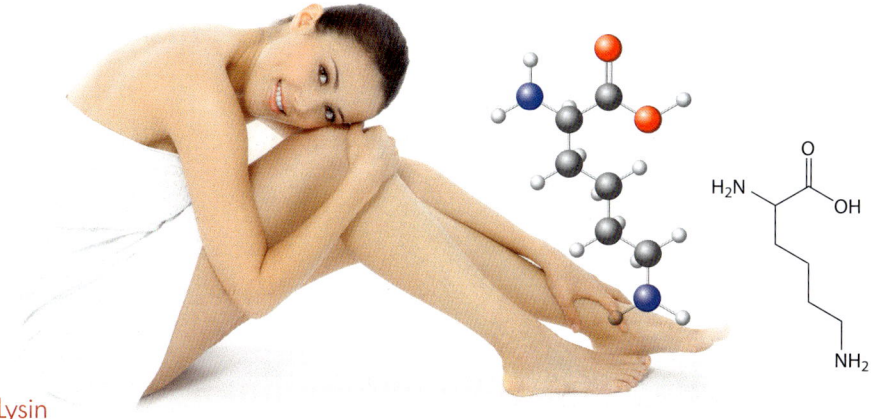

Lysin

❱ ist eine essenzielle Aminosäure
❱ baut Antikörper auf und stärkt das Immunsystem
❱ bekämpft Viren (sehr effektiv gegen Herpes)
❱ ist sehr wichtig für den Stoffwechsel
❱ ist sehr wichtig für ein fittes, stabiles Bindegewebe
❱ fördert die Aufnahme von Calcium in die Knochen
❱ stärkt den Aufbau von Knochenzellen
❱ trägt zur Vorbeugung gegen Arteriosklerose bei, indem es die Ablagerung von Lipoproteinen an den Arterienwänden verhindert
❱ ist am Fettstoffwechsel beteiligt
❱ erhöht den Serotoninspiegel (»Wohlfühlhormon«)
❱ verbessert die Stresstoleranz
❱ ist in großen Mengen in den Muskeln enthalten
❱ ist wichtig für die Haut

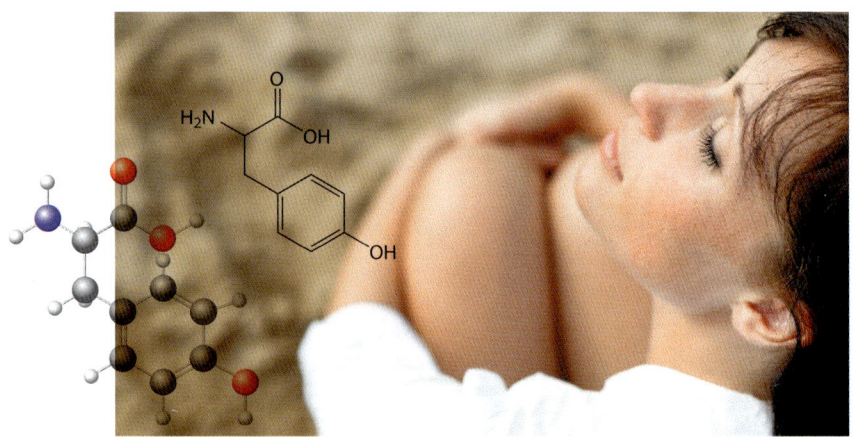

Tyrosin

❱ ist eine nicht essenzielle Aminosäure
❱ wird für die Bildung von Hormonen wie Adrenalin und Noradrenalin gebraucht
❱ wird für die Bildung von Neurotransmittern wie Dopamin benötigt
❱ ist wichtig für die Funktion des Zentralnervensystems
❱ steigert Antrieb und Motivation
❱ reduziert Stress, stärkt die Stressresistenz
❱ reguliert den Blutdruck unter Stress
❱ steigert das Denkvermögen und die Reaktionsfähigkeit
❱ ist als Schilddrüsenhormon am gesamten Stoffwechsel beteiligt
❱ ist in großem Umfang in den Muskeln enthalten

Valin

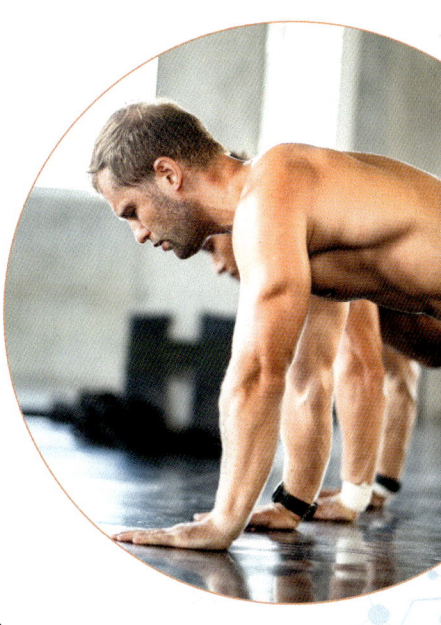

❱ ist eine essenzielle Aminosäure
❱ ist wichtig für Wachstum und körperliche Entwicklung
❱ baut Muskeln auf
❱ stellt den Muskeln Energie zur Verfügung
❱ beschleunigt Regeneration und Erholung der Muskeln nach Belastung
❱ mildert Stresssymptome
❱ ist an der Energiegewinnung in den Mitochondrien beteiligt
❱ ist an der Regulierung des Hormonhaushaltes beteiligt
❱ trägt zur Bildung wichtiger Enzyme bei
❱ ist für das Immunsystem wichtig
❱ regt die Insulinausschüttung an und trägt zur Regulierung des Blutzuckers bei
❱ beschleunigt die Aufnahme von Aminosäuren in Muskulatur und Leber
❱ ist eine Vorstufe von wichtigen Botenstoffen des Zentralnervensystems
❱ fördert Denkleistung und Konzentration
❱ regt die Ausschüttung des Wachstumshormons Somatotropin (HGH) an

Vitamin C als Cofaktor für die Kollagenproduktion

Vitamin C ist an so zahlreichen Vorgängen in unserem Körper beteiligt, dass ein Mangel weitreichende Folgen hat. Es ist eines der wichtigsten Vitamine zur Unterstützung des Immunsystems, kein anderes Vitamin ist so effektiv in der Abwehr von Viren und Bakterien. Die immunstärkende Kraft besteht unter anderem darin, dass Vitamin C in den Leukozyten gespeichert wird und aktivierte T-Zellen unterstützt. Als Antioxidans schützt Vitamin C die Zellen vor freien Radikalen. Arteriosklerose kann durch Vitamin C verhindert werden, weil es die Innenwände der Arterien so glättet, dass sich kein Cholesterin festsetzen kann.

Auch für die Hauptdrüse des menschlichen Körpers bietet das Vitamin Schutz und unterstützt ihre Hormonausschüttung. Die Hirnanhangdrüse (Hypophyse), so genannt, weil sie mit dem Hypophysenstiel am Gehirn hängt, stellt viele Hormone her, die andere Drüsen im Körper dazu anregen, selbst Hormone zu produzieren. Vitamin C ist außerdem an der Funktion der Sexual-, Stress- und Wachstumshormone beteiligt und wirkt bei der Schilddrüsentätigkeit mit. Es erhöht die Eisenaufnahme aus der Nahrung, verbessert die Wundheilung, ist an der Entgiftung beteiligt und unterstützt die Ausleitung schädlicher Substanzen, indem es die Enzyme in der Leber stimuliert. Das ist nur ein kleiner Ausflug in die Vielfalt der Wirkung von Vitamin C. Eine besonders wichtige Aufgabe muss allerdings noch erwähnt werden: Vitamin C ist unerlässlich für die Herstellung von Kollagen und

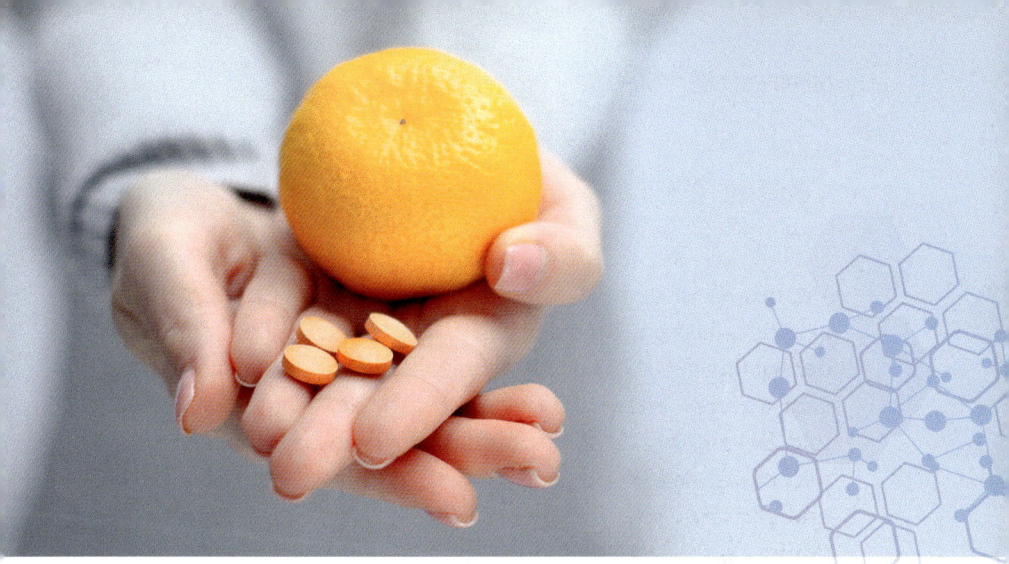

den Aufbau von Bindegewebe. Genauer gesagt wird es überall gebraucht, wo Kollagen eine Rolle spielt – und das ist fast überall in unserem Körper, in dem ohne Unterlass Zellen und Gewebe auf- und abgebaut werden und dann wieder ersetzt werden müssen. Das geschieht zum größten Teil nachts im Schlaf, aber nur, wenn genügend Vitamin C zur Verfügung steht. Ein Vitamin-C-Mangel führt im Extremfall zur Seefahrerkrankheit Skorbut, die heute kaum noch vorkommt. Die dramatischen Auswirkungen dieser Krankheit gehen zu einem großen Teil darauf zurück, dass kein Kollagen mehr produziert werden kann. Das vorhandene Kollagen degeneriert und müsste ersetzt werden, stattdessen lösen sich Blutgefäße und Organe auf, die Zähne fallen aus und die Infektanfälligkeit steigt sprunghaft an. All dies ist nur der Fall, wenn kein Vitamin C mehr vorhanden ist, wie früher während der langen Monate auf hoher See mit ungeeigneter Ernährung.

Aber auch heute leiden viele Menschen unter Vitamin-C-Mangel und wissen es nicht, weil sich die Auswirkungen nicht auf die gleiche Weise bemerkbar machen. Wenn es Ihnen an Vitamin C mangelt, sind Sie vermutlich häufig müde und reizbar. Wunden heilen schlechter, das Zahnfleisch blutet beim Putzen und an den Innenwänden der Blutgefäße setzt sich Cholesterin ab. Stress ist ein Vitamin-C-Killer. Wenn Sie viel Stress haben oder seelisch belastet sind, sinkt der Vitamin-C-Spiegel und das Immunsystem ist weniger abwehrfähig. Raucher brauchen ohnehin mehr Vitamin C.

Ein Mangel an Vitamin C ist gleichbedeutend mit einem Mangel an Kollagen

Unser Körper braucht Vitamin C, um Kollagen aufbauen zu können. Denn nur mithilfe von Vitamin C können die beiden zentralen Kollagenbausteine Lysin und Prolin so verbunden werden, dass daraus Kollagenfasern entstehen. Dabei wird das Vitamin C verbraucht, und je mehr aufgebaut werden muss, desto mehr Vitamin C wird benötigt. Der Herstellungsprozess durchläuft die Vorstufen Prokollagen und Tropokollagen, aus denen schließlich Kollagenfibrillen werden, die sich zu Kollagenfasern zusammenschließen. Für die Ausbildung der unterschiedlichen Kollagentypen – es gibt mindestens vierzehn Typen – wird ebenfalls Vitamin C benötigt.

Eine 2018 im *Orthopaedic Journal of Sports Medicine* veröffentlichte Metaanalyse untersuchte Studien zur Wirksamkeit von Vi-

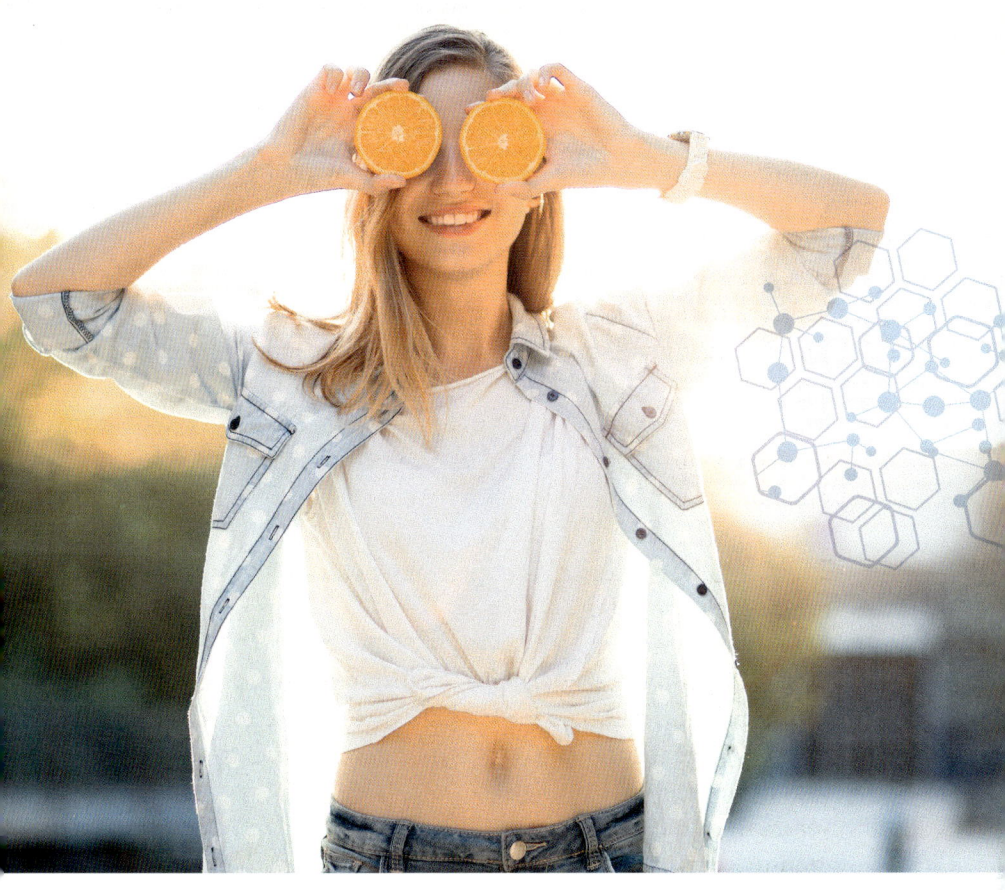

tamin C im Heilungsprozess von Knochenbrüchen und Verletzungen von Bändern und Sehnen. Als Ergebnis zeigte sich, dass Vitamin C die Heilung beschleunigen kann, die Kollagenbildung erhöht und oxidativen Stress reduziert. Zudem wurden keine Nebenwirkungen beobachtet, weder im Tierversuch noch bei Menschen. Weitere klinische Untersuchungen wurden empfohlen.[52]

Noch keine 30 und schon sinkt die Kollagenproduktion?

Es beginnt schon Mitte 20, beim einen mehr, beim anderen etwas weniger: Die Kollagenproduktion nimmt ab[53] und der Körper kann das Kollagen nicht mehr so schnell ersetzen, wie es verloren geht.[54] Langes Sonnenbaden, Rauchen, Luftverschmutzung, aber auch Krankheiten, Medikamente und eine kollagenarme Ernährung beschleunigen den Abbau. Je nach Veranlagung und Lebensweise sind es bei vielen Menschen nur noch 25–60 Prozent der ursprünglichen Menge, wenn sie auf die 40 zugehen. Jetzt zeigen sich die ersten Fältchen und die Spannkraft der Haut im Gesicht und am Hals lässt nach. Auch innerlich weist der Kollagenverlust überall im Körper Spuren auf: in den Blutgefäßen, im Herzmuskel, im Darm.

Im Laufe der Jahre sinkt nicht nur der Kollagenanteil. Viele andere Stoffe, die Energie und Jugendlichkeit erhalten, werden weniger gut vom Körper produziert oder weniger gut aufgenommen, obwohl er eigentlich mehr davon bräuchte. Wer also länger fit und jugendlich bleiben will, tut gut daran, seinen Körper bewusst zu unterstützen. Kollagen steht ganz vorn auf der Liste der unverzichtbaren Substanzen. Drei Wege helfen: vermeiden, was die Kollagenproduktion außer dem normalen, altersbedingten Schwund zusätzlich senkt, erhöhen, was den Körper bei der Produktion unterstützt, und Kollagen als Nahrungsergänzungsmittel zuführen. Genaueres dazu finden Sie im Kapitel »Wie Sie Ihre Kollagenaufnahme steigern – oder schwächen« ab Seite 154.

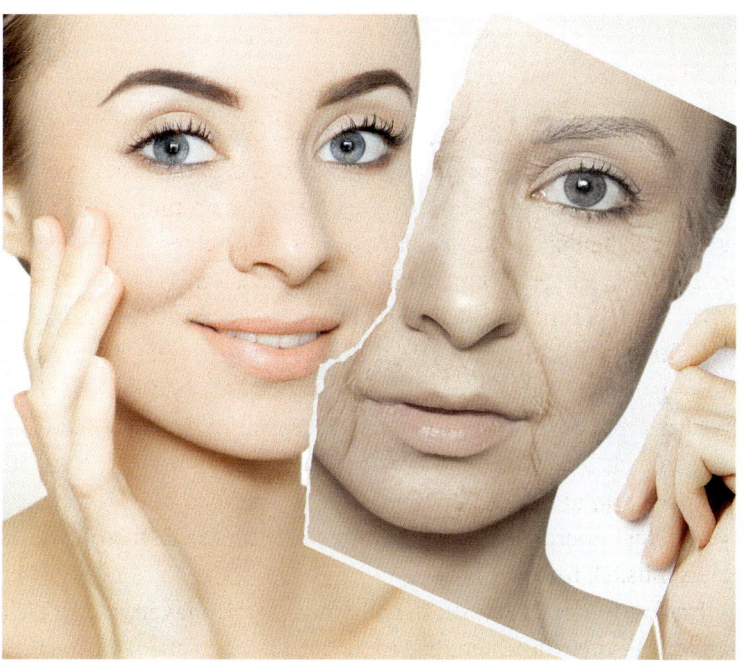

Drei Maßnahmen, die dem Erhalt von Kollagen im Körper dienen:

> vermeiden, was die Kollagenproduktion senkt
> erhöhen, was den Körper bei der Produktion unterstützt
> Kollagen als Nahrungsergänzungsmittel zuführen

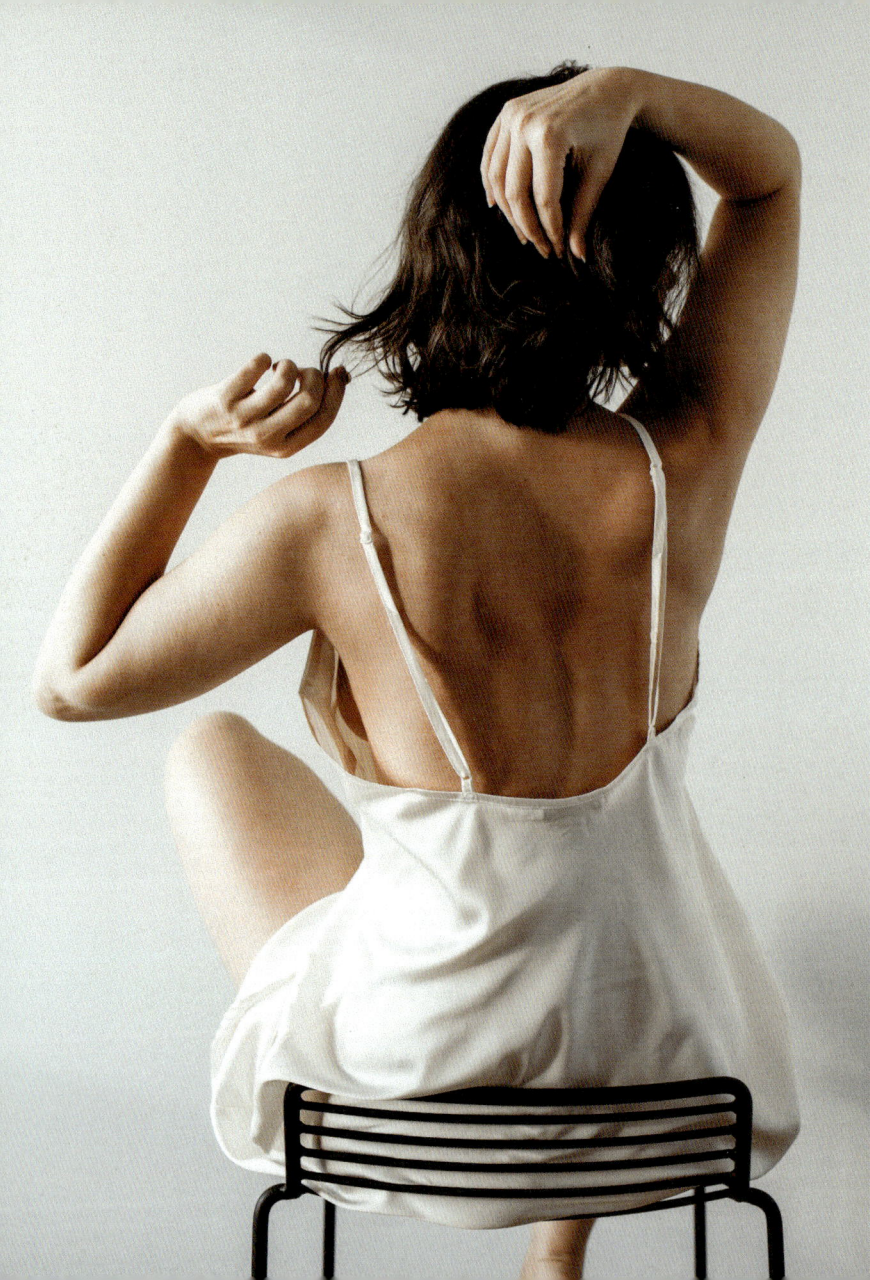

Anzeichen für einen Mangel an Kollagen

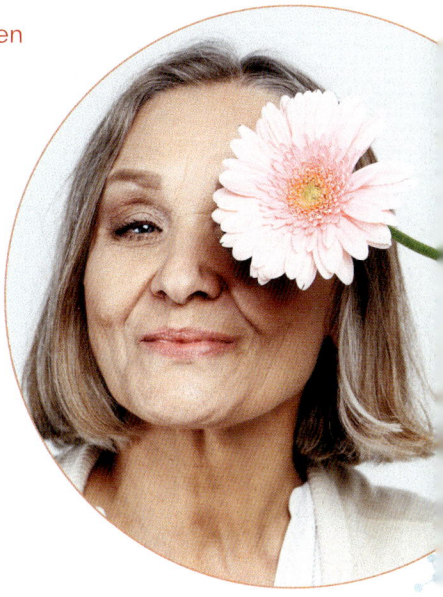

- Falten und »Dellen« im Gesicht, welke Haut
- Dünner und empfindlicher werdende Haut
- Cellulite
- Haarausfall, schlechte Haarqualität, langsamer Haarwuchs
- Spröde, brechende Nägel, langsames Nagelwachstum
- Abnehmende Knochendichte, Osteoporose
- Arthritis, Gelenkschmerzen
- Langsamere Wundheilung
- Magen-Darm-Probleme wie Durchfall und Blähungen
- Magenschleimhautprobleme
- Eine kranke Darmschleimhaut bis hin zum Leaky-Gut-Syndrom
- Chronische Entzündungen
- Schwache Immunabwehr
- Nahrungsmittelunverträglichkeiten aufgrund einer ungesunden Darmschleimhaut
- Herzprobleme wegen Arterien in schlechtem Zustand
- Erhöhter Cholesterinspiegel
- Bluthochdruck

Hat die Einnahme von Kollagen Nebenwirkungen? Meereskollagen im Vergleich zu Kollagenhydrolysat

Wie gut Kollagen vertragen wird, hängt von der Quelle ab, aus der es gewonnen wird. Meereskollagen (auch: marines Kollagen) ist Fischkollagen, genauer gesagt: Fischgelatine. Für die Herstellung von Fischkollagen werden sogenannte Fischfang-Nebenprodukte verwendet: Haut, Schuppen und Gräten von Fischarten wie Schellfisch, Thunfisch, Tilapia, Seezunge, Seelachs, Seehecht, Hai und Makrele. Vor allem Schellfisch, Meeresfrüchte und Fischrogen sind relativ häufig mit allergischen Reaktionen verbunden. Dazu zählen Übelkeit, Verdauungsbeschwerden, eine verstopfte oder laufende Nase, Niesen, Husten, Kurzatmigkeit, ein Engegefühl in der Brust, Schwindel und Kopfschmerzen. Meereskollagen enthält außerdem meist größere Mengen Calcium, die in manchen Fällen die Calciummenge im Blut stark erhöhen können bis hin zur Hyperkalzämie.

Achten Sie auf die Quelle, aus der das Kollagen stammt. Problemlos wird im Allgemeinen Kollagenhydrolysat von Rindern aus Weidehaltung vertragen.

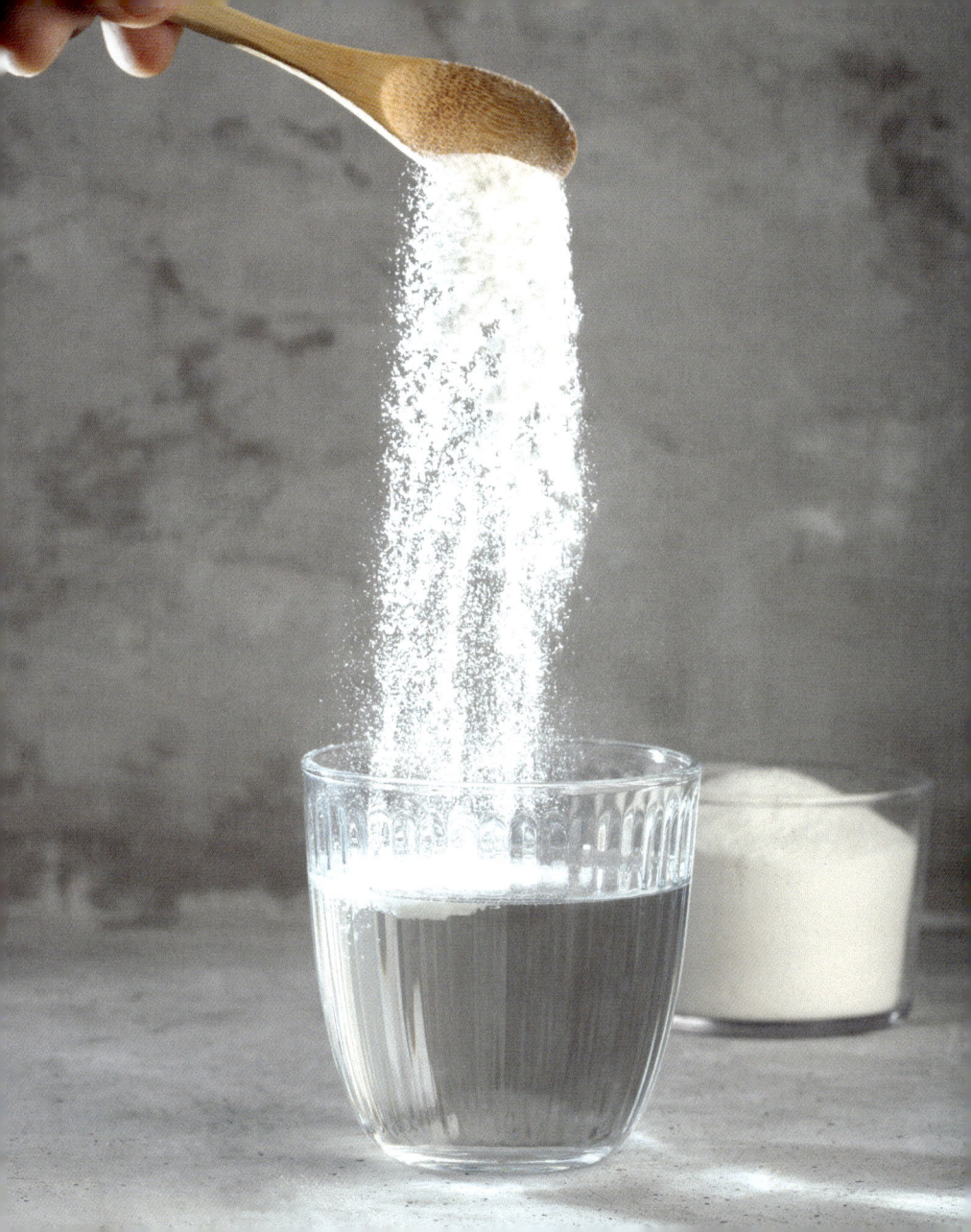

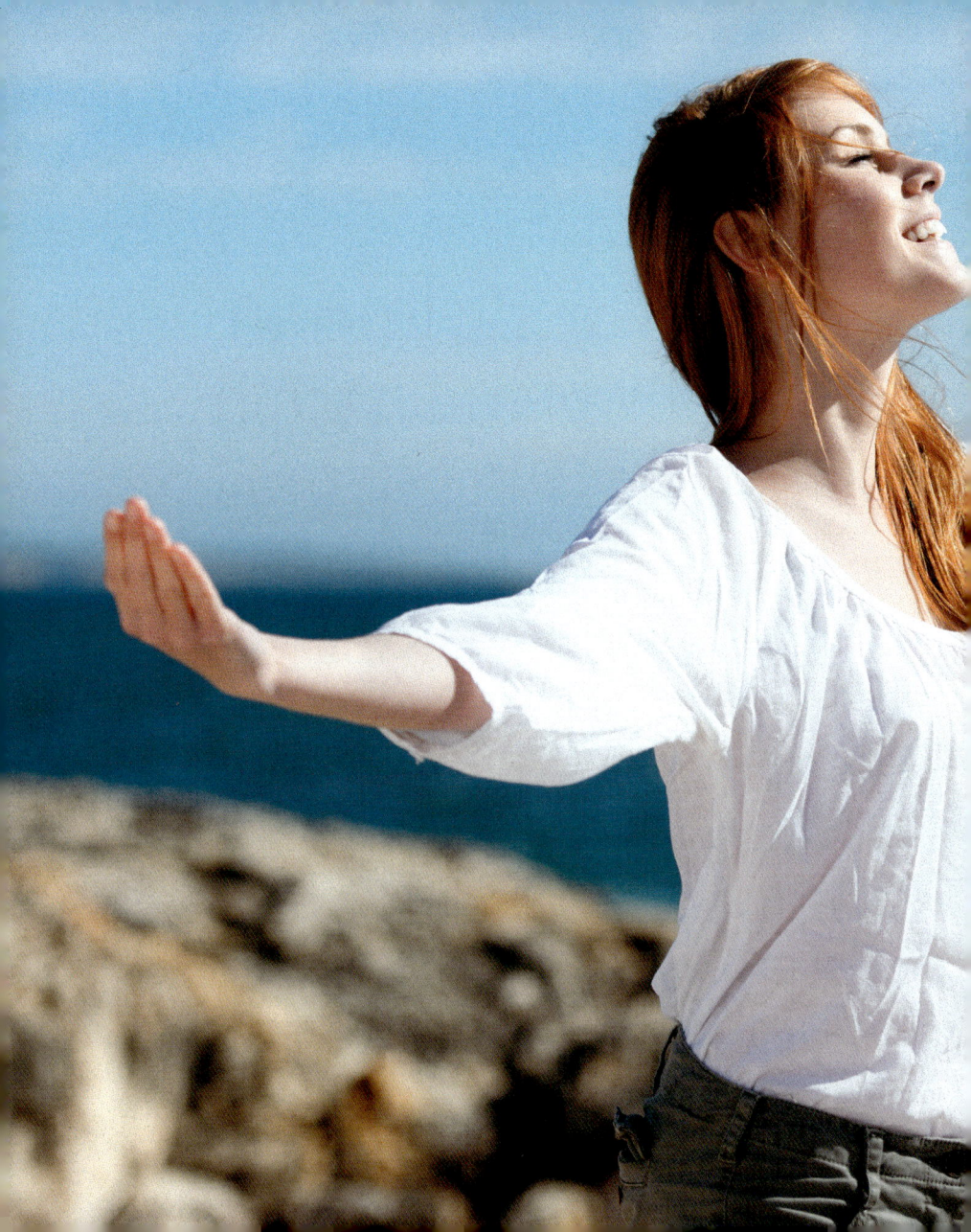

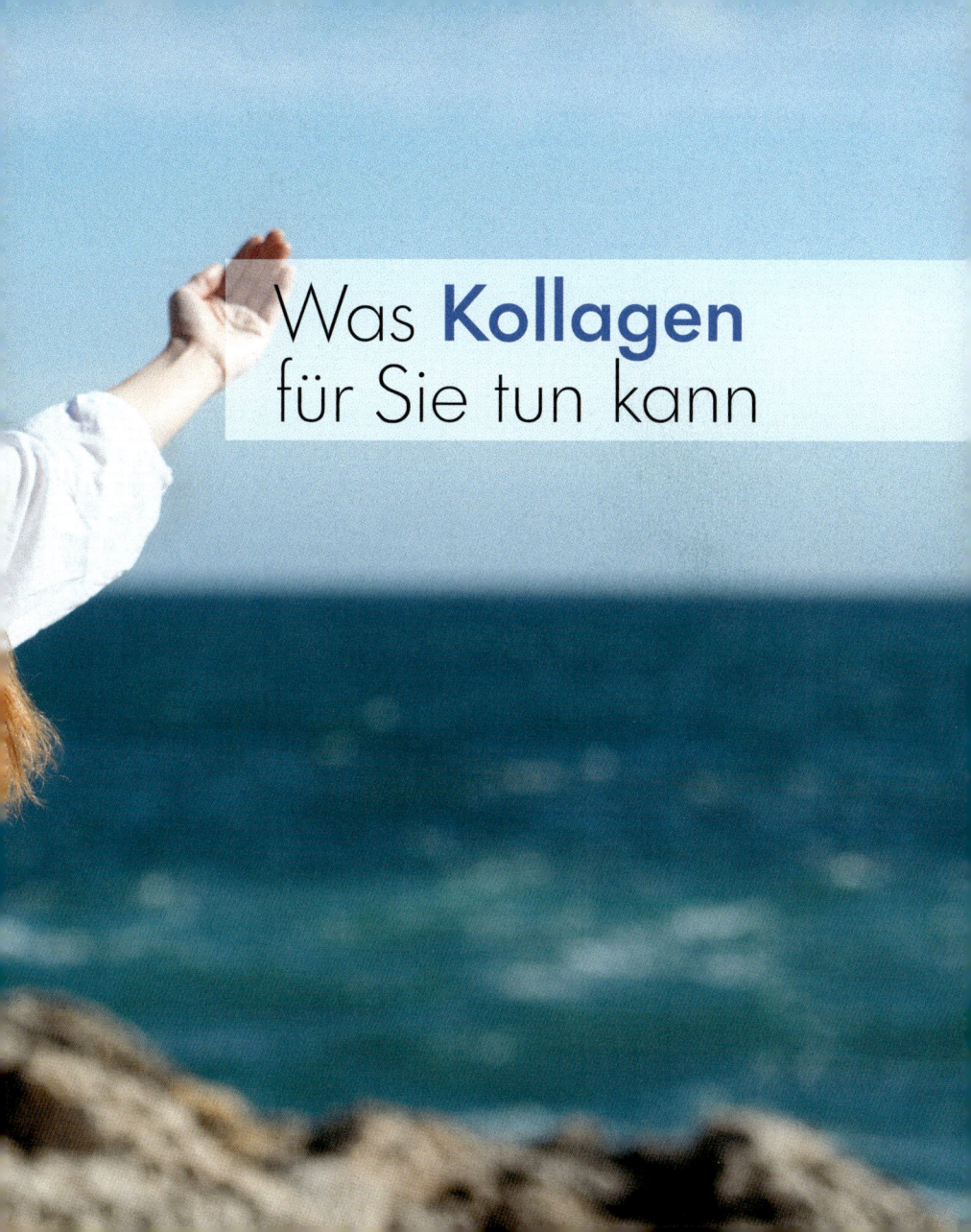

Was **Kollagen** für Sie tun kann

Was Kollagen für Sie tun kann

Kollagen verleiht Struktur, Elastizität und Beweglichkeit

Schmiegsam und geschmeidig ist der Mensch, wenn er geboren wird, starr, störrig und steif, wenn er stirbt. Biegsam, weich und zart sind Kräuter und Bäume im Wachstum, dürr, hart und stark im Entwerden. Darum gehören Starre und Stärke zum Tode, Weichheit und Zartheit zum Leben. Laotse

Weichheit, Elastizität und Belastbarkeit sind die Erfolgsprinzipien der Natur. Kollagen trägt einen wesentlichen Teil dazu bei, dass unser Körper diese drei Eigenschaften in sich vereinen kann. Reichlich Kollagen im Körper sorgt für ein gesundes, elastisches Bindegewebe. Dieses verjüngt das Aussehen und macht stabil und beweglich zugleich. Ein gutes Bindegewebe kann seine wichtige Aufgabe im Säure-Basen-Haushalt, bei der Entgiftung und im Wasserhaushalt ausgezeichnet erfüllen. Auch Knochen und Gelenke müssen belastbar und beweglich sein, ebenso Muskeln und Organe. In einem gesunden Menschen ist nichts starr und hart.

Wenn wir unserem Körper geben, was er braucht, um – so lange es geht – so weich und biegsam wie möglich zu sein, werden wir alt und bleiben trotzdem jung, auch in unserer Seele. Auf andere Weise, aber ebenso essenziell wichtig für Flexibilität und Jugend-

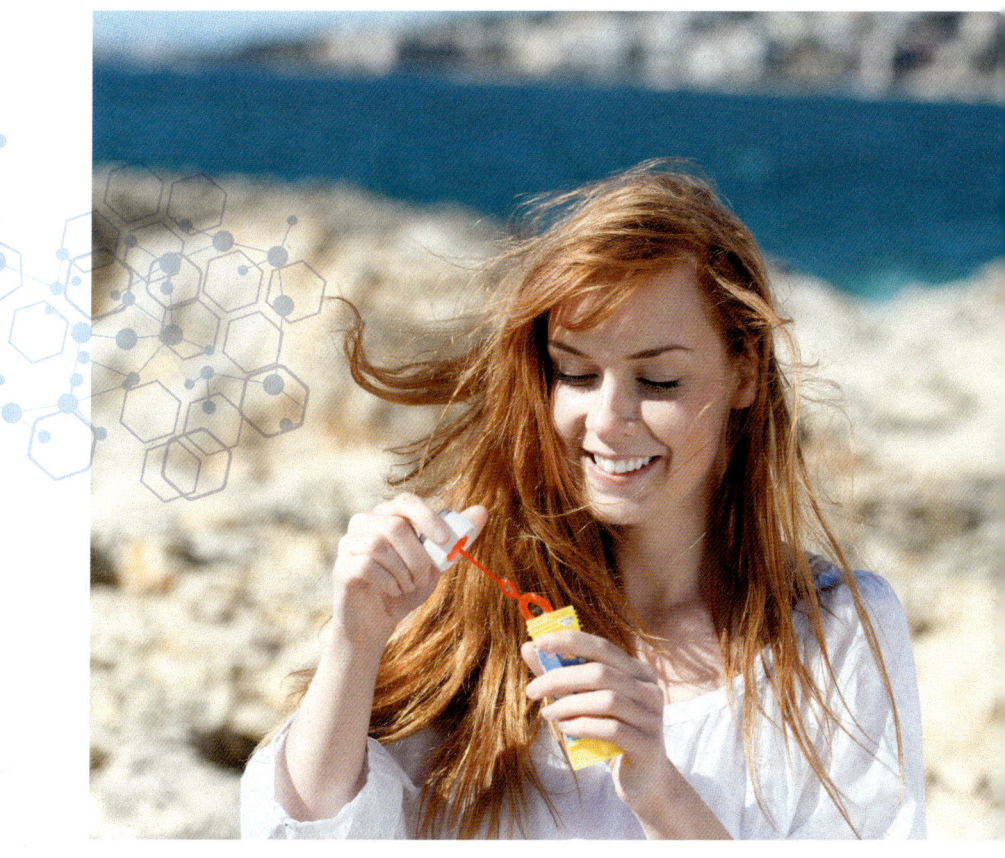

lichkeit, ist Magnesium.[55] Genügend Kollagen und Magnesium im Körper sind ein wichtiger Grundstein für Gesundheit und Anti-Aging.

Natürliches Anti-Aging mit Kollagen

Mit Kollagen wird deutlich, was der Spruch »wahre Schönheit kommt von innen« besagt. Natürlich sind hier eigentlich die inneren Werte und die Schönheit der Seele gemeint. Wahre Schönheit kommt jedoch in mehrfacher Weise von innen: von unserer Gefühlslage und Stimmung, von dem Glück und der Zufriedenheit, die wir im Leben empfinden, und vom guten Umgang mit unserem Körper. Dazu gehören Bewegung, Ruhe und Schlaf. Unser Körper braucht aber noch etwas, woraus er sich aufbauen kann, so wie Bausteine für den Bau eines Hauses benötigt werden. Eine wichtige Zutat ist Kollagen, dessen Besonderheit darin liegt, dass es ein Strukturprotein ist – ein Protein, das Körperstrukturen zusammensetzt und sie stabilisiert.

In Anti-Aging-Cremes ist Kollagen ein beliebter Zusatz. Dabei wird jedoch übersehen, dass die Kollagenmoleküle in der Regel zu groß sind, um die Hautbarriere zu durchdringen und in die tieferen Hautschichten zu gelangen. Wirkliche Gesundheit und Schönheit kommen von innen. Um den Jahren ein Schnippchen zu schlagen, genügt es nicht, ein Produkt auf die Haut aufzutragen. Wirklichen Erfolg werden Sie sehen, wenn Sie Ihre Haut und das Bindegewebe, das sie unterfüttert, von innen heraus nähren. Wenn Kollagen fehlt, dann wird die Haut schlaff, vor allem im Gesicht bilden sich tiefere Falten und »Dellen« sowie stärkere Pigmentierungen. Das Gleiche gilt für Haare und Nägel sowie für die Schnelligkeit, mit der beides wächst und sich erneuert. Produkte von außen sind wichtig und hilfreich, aber es braucht die »Unterfütterung« von innen. Außerdem ist Anti-Aging nicht nur eine Frage der Schönheit, sondern auch der Gesundheit und Fitness des gesamten Körpers, die allesamt nur mit genügend Kollagen erhalten werden können.

Von innen schön: Kollagen für glatte Haut und gegen Falten

»Meine Haut ist viel glatter geworden.« »Schon nach 4 Wochen Einnahme habe ich mich fitter und beweglicher gefühlt.« »Kollagen ist eine Verjüngungskur für mich.« Was viele Anwender berichten, bestätigte eine 2019 veröffentlichte Studienübersicht des *Journal of Drugs in Dermatology,* bei der placebokontrollierte Doppelblindstudien zu verschiedenen Wirkungen von Kollagen ausgewertet wurden.[56] Nach einigen Monaten, in denen die Testpersonen Kollagen als Nahrungsergänzungsmittel eingenommen hatten, war ihre Haut fester, elastischer und weniger trocken. Die Faltentiefe hatte sichtbar abgenommen.[57] Wenn alternde und geschädigte Kollagenfasern in der Haut durch frisches

Kollagen ersetzt werden, wird die Haut wieder stärker durchfeuchtet und sieht weicher und geschmeidiger aus.

Reichlich Kollagen verschönt Haut, Haare und Nägel, und auch in späteren Jahren kehrt etwas von der früheren Jugendlichkeit zurück. Studien, die diese Wirkungen belegen, gibt es genug. Auch wenn diese Studien nicht immer in großem Rahmen angelegt waren, zeigt allein die große Zahl, dass Kollagen bewirkt, was es verspricht.[58] Eine 2017 in *Nutrients* veröffentlichte Studie befasste sich speziell mit der Wirkung von Kollagen auf natürlich alternde Haut. Auch diesen Test bestand Kollagen mit Bravour. Vermutet wird, dass die günstige Wirkung unter anderem darauf zurückzuführen ist, dass durch die Einnahme von Kollagen der Schutzschild des Körpers gegen freie Radikale verstärkt wird.[59] Schon lange ist bekannt, wie unersetzlich Antioxidantien für die Gesundheit unserer Zellen sind und wie groß ihr Einfluss darauf ist, ob wir schneller oder langsamer altern, und zwar innerlich wie äußerlich. Kollagen unterstützt zwar den Schutz der Zellen vor freien Radikalen, aber es ist zudem ausgesprochen wichtig, sämtliche Zellen, also auch die der Haut, mit reichlich Antioxidantien zu schützen. Antioxidantien sind in Obst, Gemüse und Kräutern enthalten. Besonders starke Radikalfänger sind Astaxanthin, Glutathion, Quercetin, Vitamin C und OPC, von denen unser Körper nur Glutathion selbst herstellen kann. Allerdings sinkt die körpereigene Produktion mit den Jahren, sodass es sinnvoll ist, Glutathion als Nahrungsergänzungsmittel einzunehmen.

Kollagen stärkt das Bindegewebe

Das Bindegewebe zieht sich durch den gesamten Körper und bildet ein Netzwerk aus verschiedenen Gewebetypen. Hinter dem einfachen Begriff »Bindegewebe« verbirgt sich eine Vielfalt an unterschiedlichsten Bindegewebsarten, die wiederum je nach Aufgabe unterteilt sind.

Das Bindegewebe ist reich an Zwischenzellmasse, der sogenannten extrazellulären Matrix. Sie hält die Zellen zusammen und verleiht Bindegewebe und Organen Form, Struktur und Festigkeit. Dazu braucht es Kollagen, das sich zusammen mit anderen Proteinen wie Elastin und Kreatin in den Zellzwischenräumen befindet. Gesundheit, Fitness und Jugendlichkeit hängen zu einem wesentlichen Teil von einem gesunden Bindegewebe ab. Es versorgt die Zellen mit Nährstoffen, transportiert Säuren und Zellschutt ab und reguliert das Gleichgewicht zwischen Säuren und Basen. Ein gesundes Bindegewebe zeigt sich in einer schönen, gut unterfütterten Haut, auch in späteren Jahren. Kollagen baut die umfangreichen Bindegewebsstrukturen auf und damit auch die Muskelmasse. Während einer deutschen Studie aus dem Jahr 2015 erhielten die Studienteilnehmer Kollagenhydrolysat und machten Krafttraining. Bei den Probanden handelte es sich um ältere Männer, die an altersbedingtem Muskelschwund litten. Nach 3 Monaten hatten die Männer der Kollagengruppe 4,2 Kilogramm Muskelmasse aufgebaut, während es bei der Kontrollgruppe, die ein Placebo erhalten hatten, nur 2,9 Kilogramm waren.[60]

Im Bindegewebe finden intensive Stoffwechselprozesse statt, bei denen Organe und Bindegewebe zusammenwirken. Dieses Zusammenspiel ist so komplex, dass es bisher noch nicht gelungen ist, genau herauszufinden, wie es vor sich geht. Sicher ist, dass Kollagen eine wichtige Rolle dabei spielt.

Kollagen bei Cellulite

»Cellulite einfach wegtrinken: Dieser Kollagendrink strafft die Haut von innen« titelte die Frauenzeitschrift *Elle* am 1. Mai 2017. Und tatsächlich, Kollagen hat in vielen Fällen eine geradezu erstaunliche Wirkung auf Cellulite und schlaffe Haut.

Cellulite ist eine Bindegewebsveränderung, die fast ausschließlich bei Frauen auftritt. Es bilden sich Dellen unter der Haut, die wegen ihrer Ähnlichkeit zu Orangenschalen auch als »Orangenhaut« bezeichnet werden. Die typischen Stellen der Orangenhaut finden sich an den Beinen, am Po, am Bauch, an den Hüften, im

Magenbereich und an den Armen. Männer sind selten betroffen, weil sie eine andere Gewebestruktur haben. Bei Frauen ist die Ober- und Lederhaut dünner, die Fettzellen sind größer und im Bindegewebe nur locker vernetzt. Diese körperliche Anlage erfüllt ihren Sinn in der Schwangerschaft. Dann kann sich das Bauchgewebe leicht dehnen und mit der Entwicklung des Ungeborenen mithalten. Aus dieser natürlichen Anlage kann im Laufe der Jahre Cellulite entstehen, wenn die Festigkeit des Bindegewebes weiter nachlässt, aber auch durch hormonelle Veränderungen, Übergewicht und mangelnde Bewegung. Ein wichtiger Faktor ist die Ernährung. Eine kollagenarme Ernährung verstärkt die Bindegewebsschwäche. Es können sich mehr Fettmoleküle in den Fettzellen einlagern, wodurch die Fettzellen wachsen und auch außen sichtbare Dellen bilden. Die größeren Zellen beginnen dann, die Blut- und Lymphgefäße zusammenzudrücken. Das verschlechtert die Nährstoffversorgung der Zellen und behindert den Abtransport von Schlacken, die sich stattdessen im Gewebe ablagern – ein Teufelskreis, der vielen Frauen zu schaffen macht. Anders als Cellulitis, die oft mit Cellulite verwechselt wird, ist Cellulite keine Erkrankung, sondern in erster Linie eine optische Verfassung mit ungünstiger Wirkung auf den gesunden Durchfluss in den betroffenen Körperbereichen. Cellulitis ist dagegen eine bakterielle Infektion der tieferen Hautschichten und des Gewebes. Sie kann zudem im Gesicht auftreten und wird auch als Phlegmone bezeichnet.

Kollagen ist das Mittel der Wahl für ein gesundes, festes Bindegewebe und einer ebensolchen Haut. Dabei geht es bei Weitem nicht nur um den Schönheitsaspekt, denn nur mit genügend Kollagen kann beides aufgebaut und gesund erhalten werden. In gesundem Bindegewebe und unter einer straffen Haut bildet sich keine Cellulite. Entsprechend kann sie sich zurückbilden, wenn die Kollagenaufnahme erhöht wird. Eine 2015 im *Journal of Medicinal Food* veröffentlichte Studie ergab, dass 2,5 Gramm Kollagen täglich den Grad der Cellulite bei den 105 Teilnehmerinnen deutlich reduzierte. Bei den Frauen mit normalem Gewicht war die Wirkung stärker sichtbar, doch auch bei den übergewichtigen Frauen war sie klar erkennbar. Bei allen festigte und verschönte sich das Hautbild.[61]

Kollagen für die Wundheilung: die extrazelluläre Matrix

Wie gut und schnell Wunden heilen, hängt grundsätzlich vom Immunsystem ab, das dafür auf so wichtige Stoffe wie Vitamin C und Zink zurückgreift. Immer, wenn es um den Aufbau von Gewebe und Haut geht, spielt außerdem Kollagen eine zentrale Rolle. Bei zahlreichen Menschen heilen Wunden schlecht und sind sogar chronisch. Anstatt die vier Schritte der Wundheilung zu durchlaufen – Blutgerinnung in der Wunde, Entzündung, um

Erreger zu bekämpfen, Bildung neuer Zellen durch Zellteilung und Wiederaufbau des Gewebes –, bleiben chronische Wunden in der Entzündungsphase stecken und es bildet sich ein Biofilm aus unterschiedlichen Keimen wie Bakterien und Pilzen. Dieser haftet an der Wundoberfläche und vermehrt sich schnell im feuchten Wundmilieu, was eine Hyperinflammation auslöst, die die Wunde an der Heilung hindert.

Kollagen ist ein wichtiger Teil des Wundheilungsvorgangs. Fibroblasten – spezielle Zellen des Bindegewebes – stellen neue Kollagenfasern her und bauen die Zwischenzellsubstanz auf, die sogenannte extrazelluläre Matrix. Als extrazelluläre Matrix bezeichnet man den Raum zwischen den Zellen. Dieser Zwischenzellraum ist je nach Aufgabe, zum Beispiel die Zug- und Druckfestigkeit von Geweben, Knochen, Sehnen und Bändern, mit unterschiedlichen körpereigenen Substanzen gefüllt. Die extrazelluläre Matrix verleiht den Organen ihre Form, hält sie an ihren Positionen im Körper und macht sie gleichzeitig elastisch, damit bestimmte Organe ihren Umfang je nach Bedarf vergrößern und verkleinern können, ohne dass es zu Schäden kommt. Für die Wundheilung ist besonders wichtig, dass in der extrazellulären Matrix körpereigene Reparaturmechanismen ausgelöst werden.

Das geschieht in Form von Zytokinen, die ausgeschüttet werden und die Bildung neuer Zellen anregen. Dies ist nur ein kleiner Ausschnitt aus dem lebenswichtigen Aufgabenpool der extrazellulären Matrix, die wiederum nur mithilfe von Kollagenfasern entstehen kann. Auf diese Weise werden gesundes frisches Gewebe und Epithel sowie neue Blutgefäße gebildet. Egal, ob chronisch oder mit normalem Verlauf, unser Körper braucht Kollagen, um die Wunde schließen und heilen zu können.

Kollagen für Haarwuchs, bei Haarausfall und für die Nägel

Kollagen stimuliert den Haarwuchs. Das ist leicht zu verstehen, wenn man weiß, dass die Haare ebenso wie die Nägel und die Oberschicht der Haut (Epidermis) zu einem großen Teil aus Keratin bestehen. Keratine sind faserartige Proteine, die aus Aminosäuren aufgebaut werden. Einige dieser Aminosäuren wie Glycin und Glutamin sind in Kollagen enthalten:[62] Haarausfall kann damit gestoppt werden, außer er ist die Folge von körperlichen Problemen wie Darmerkrankungen, Übersäuerung und Mineralstoffmangel, Veränderungen im Hormonsystem, Medikamenteneinnahme und mehr. Doch auch in diesen Fällen lohnt es sich, zu testen, ob Kollagen nicht doch etwas für die Haare bewirken kann. Es braucht allerdings Geduld – einige Wochen oder Monate –, denn Kollagen baut ganz natürlich von innen heraus auf. Es ist

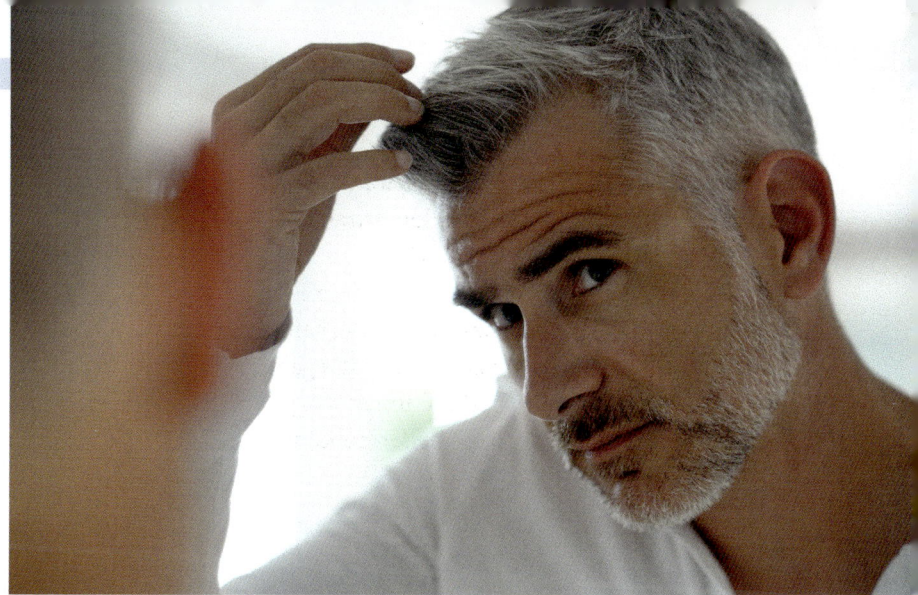

keine Pharmapille, die auf schnelle Wirkung ausgerichtet ist und oft nur Symptome unterdrückt, aber nicht heilt.

Viele Anwender berichten, dass Kollagen den Haarwuchs fördert und die Haarqualität verbessert. Frauen freuen sich über gesunde Spitzen ohne Spliss und mehr Glanz. Die Haare werden länger, bevor sie an den Spitzen ausdünnen und wieder einen Schnitt brauchen.

Aminosäuren helfen den Haaren generell, vor allem, wenn es sich um die essenziellen Aminosäuren in der optimalen Zusammenstellung handelt.[63] Die Kombination aus essenziellen Aminosäuren und Kollagen wirkt besonders effektiv.

Was für die Haare gilt, trifft auch auf die Nägel zu: Das Strukturprotein Kollagen baut spröde, brüchige Nägel auf und regt das Nagelwachstum an. Die positive Veränderung bei Nagelproblemen ist nicht nur eine persönliche Erfahrung vieler Frauen. Eine 2017 im *Journal of Cosmetic Dermatology* veröffentlichte Studie kam zum gleichen Ergebnis. 25 Frauen nahmen 4 Wochen lang täglich Kollagen ein. Auch in den darauffolgenden 4 Wochen ohne Kollagen wurde der Zustand der Nägel überprüft. Die Nägel wuchsen um 12 Prozent schneller, während sie um 42 Prozent weniger häufig brachen. Bei 64 Prozent der Teilnehmerinnen verbesserte sich der spröde Zustand, und bei 88 Prozent ging die Verbesserung sogar noch in den 4 Wochen nach der Einnahme weiter. Die Mehrheit der Teilnehmer (80 Prozent) war mit dem Ergebnis sehr zufrieden und war sich zudem einig, dass Kollagen das Aussehen und die Qualität der Nägel verbessert hatte.[64]

Kollagen für kräftige Muskeln und Muskelaufbau

Beim Thema Muskeln und Muskelaufbau denkt man oft zuerst an Fitness, knackiges Aussehen und Bodybuilding. Aber natürlich brauchen wir unsere Muskeln für weitaus lebenswichtigere Aufgaben, vor allem für die Bewegung und für jede körperliche Tätigkeit. Die Skelettmuskulatur ermöglicht, dass wir uns aufrecht halten, sitzen oder stehen können. Es gibt übrigens mehr als 600 Skelettmuskeln in unserem Körper, eine wirklich stattliche Zahl! Skelettmuskeln sind in der Regel willentlich steuerbar, während die Darm-, Atem- und Gefäßmuskulatur vom vegetativen Nervensystem gesteuert wird. Der Herzmuskel besitzt ein eigenes, autonomes System aus speziellen Herzmuskelzellen, das seine

Arbeit regelt. All diese Muskelgewebe müssen laufend erneuert und aufgebaut werden. Dazu werden bestimmte Aminosäuren benötigt, aber auch Kollagen, da die Muskeln zu etwa 10 Prozent aus ihnen bestehen.

Wenn wir älter werden, baut unser Körper weniger Muskelmasse auf und wir verlieren an Kraft. Dieser Prozess beginnt schon um die 30, wenn wir nichts dagegen tun. Von dem Abbau merken wir meist lange nichts, weil sich das Gewicht nicht verändert oder wir vielleicht sogar zunehmen und nach wie vor noch alles tun können. Es ist ein schleichender Prozess, dem wir bis zu einem gewissen Grad mit Aktivitäten wie Sport, Wandern, Tanzen, Yoga usw. entgegenwirken können. Bei älteren Menschen kann die fehlende Muskelmasse dazu führen, dass der Gang unsicher wird und sie leichter stürzen. Der zunehmende Muskelabbau hängt zwar mit dem natürlichen Alterungsprozess zusammen, er ist aber kein unausweichliches Schicksal.

Muskeln bestehen bis zu 10 Prozent aus Kollagen,[65] und diese 10 Prozent lassen sich problemlos konstant halten, wenn man genügend Kollagen zuführt. Die einfachste Form ist Kollagenhydrolysatpulver auf täglicher, langfristiger Basis. Spannend ist, dass Kollagen die Muskeln auch ohne sportliche Betätigung aufbaut, doch zusammen erreichen Kollagen und Training natürlich noch mehr. Das zeigte eine 2019 in *Nutrients* publizierte Studie.

27 Männer erhielten täglich 15 Gramm Kollagenhydrolysat und nahmen an einem Muskelaufbautraining teil. Nach 12 Wochen hatten der Body-Mass-Index (BMI) und die fettfreie Körpermasse im Vergleich zur Placebo-Gruppe deutlich zugenommen.[66] Schon zuvor hatte eine 2015 im *British Journal of Nutrition* veröffentlichte Studie die bis dahin im Kraftsport herrschende Meinung widerlegt, Kollagen sei für den Muskelaufbau ungeeignet, weil ihm bestimmte Aminosäuren fehlen. An dieser Studie nahmen ältere Männer teil, die unter leichter bis mittelschwerer Sarkopenie litten. Unter diesem Begriff versteht man den altersbedingten, fortschreitenden Abbau von Muskelmasse und Muskelkraft, was unter anderem zu häufigeren Stürzen und bei manchen Menschen auch zur Gebrechlichkeit führt. Etwa 10–12 Prozent aller 60–70-Jährigen und bis zu 50 Prozent der über 80-Jährigen sind von Sarkopenie betroffen.

Für die Studie erhielt die Hälfte der Teilnehmer täglich 15 Gramm Kollagenhydrolysat, während die andere Hälfte ein Placebo bekam. Dreimal pro Woche durchliefen beide Gruppen ein Krafttraining. Das Ergebnis war zum damaligen Zeitpunkt eher überraschend: Die Teilnehmer der Kollagenhydrolysat-Gruppe hatten in 12 Wochen 4,2 Kilogramm Muskelmasse aufgebaut, während es bei der Kontrollgruppe nur 2,9 Kilogramm waren. Außerdem hatten sie sehr viel mehr Fett abgebaut und deutlich an Muskelkraft gewonnen.[67]

Die Wirkung von Kollagen auf die Muskeln lässt sich steigern, wenn es zusammen mit einer Kombination der acht essenziellen Aminosäuren eingenommen wird. Optimal sind Aminosäuren,

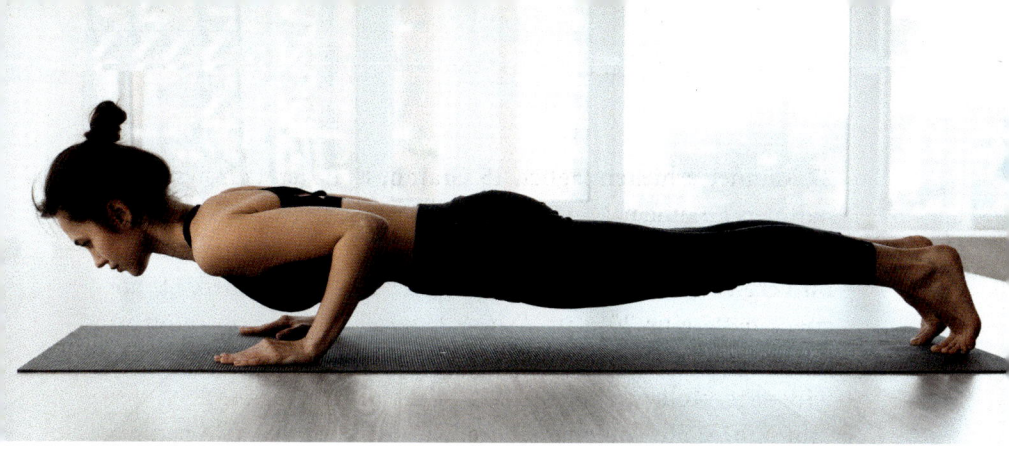

die nach dem MAP-Prinzip zusammengestellt wurden (MAP: das von Prof. Dr. Lucà-Moretti entdeckte Master Amino Acid Pattern). MAP-Aminosäuren basieren auf einem langjährigen Forschungsergebnis. Sie bilden das charakteristische menschliche Aminosäurenmuster ab und werden in einem für den Menschen optimalen Verhältnis zusammengestellt.

Beweglich bleiben: Knochen, Knorpel und Gelenke lieben Kollagen

Von außen sind die Knochen hart und glatt, aber von innen bestehen sie aus einem komplexen Gewebe, in dem unaufhörlich Auf- und Abbauprozesse stattfinden. Dazu brauchen sie eine Reihe von Stoffen, vor allem Calcium, Magnesium, die Vitamine D_3, K_2 und C, und sie benötigen vor allem Kollagen. Qualität und Menge des Kollagens bestimmen darüber, wie stabil und widerstandkräftig die Knochen sind, ohne hart und spröde zu sein.

Gesunde Knochen reagieren bis zu einem gewissen Maß elastisch auf Druck, vorausgesetzt die Knochenmatrix enthält genügend Kollagen. Wie alle Zellen, so sind auch die Knochenzellen (Osteozyten) von einer extrazellulären Matrix umgeben. 95 Prozent dieser Matrix bestehen aus Kollagen, denn vor allem Typ-I-Kollagen unterstützt dabei die Festigkeit und Belastbarkeit der Knochen und verhindert, dass sie spröde und starr werden.

Forschungsergebnisse im Tierversuch haben gezeigt, dass sich die Einnahme von Kollagenhydrolysat positiv auf den Knochenstoffwechsel auswirkt, vor allem wenn gleichzeitig ein Calciummangel besteht.[68] Auch die sportliche Leistung der Tiere wird dadurch verbessert.[69]

Eine Vielzahl von Gelenken sorgt dafür, dass wir uns bewegen und unterschiedliche Tätigkeiten ausführen können. Wie viele es sind, dazu kursieren verschiedene Zahlen im Internet. »Es gibt sechs große Gelenke: Schulter-, Ellenbogen-, Hand-, Hüft-, Knie- und Sprunggelenk. Insgesamt haben wir ca. 140 echte Gelenke. Und dann gibt es noch die sogenannten unechten Gelenke. Wenn wir alle gelenkigen Verbindungen zusammennehmen, kommen wir auf eine Anzahl von 212 Gelenken«, erklärt Prof. Dr. Blottner von der Charité in Berlin im Interview mit der Stiftung Gesundheitswissen. Als unechte Gelenke werden Verbindungen bezeichnet, bei denen zwei Knochen konstant über Knorpel oder durch kollagenes Bindegewebe aneinanderhaften. Im Gegensatz zu den echten Gelenken können wir uns an diesen Stellen nicht frei bewegen. Beispiele für unechte Gelenke sind die Naht zwischen den Schädelknochen, die Verankerung der Zähne, das Brustbein und die Rippenknorpel. Zu den echten Gelenken zählen die Schulter- und Kniegelenke, die Ellenbogen, das Hüftgelenk und das Gelenk, das die Kopfdrehung ermöglicht. All diese Gelenke können nur mithilfe von Kollagen aufgebaut werden. Das Gleiche gilt für die Sehnen, Bänder und Knorpel, die die Knochen verbinden, die das Skelett stabil halten und die Bewegung regulieren. Kollagen ist allgegenwärtig, wohin wir in unserem Körper auch immer schauen. Umso erstaunlicher ist, dass es so lange ein Schattendasein führte, weil die offizielle Lehrmeinung darauf beruhte, unser Körper stelle es ohnehin her.

Während einer 24-wöchigen Studie erhielten 147 Sportler entweder Kollagenhydrolysat oder ein Placebo. 72 Teilnehmer waren männlich, 75 weiblich, und alle litten an Gelenkschmerzen beim Sport. Statistisch signifikant konnten Daten von 97 Teilnehmern ausgewertet werden, die Tests in Ruhe und in Bewegung absolvierten. Das Ergebnis zeigte, dass Kollagen die Gelenke sowohl in Ruhe als auch in Bewegung effektiv unterstützt.[70] Eine weitere Studie mit 250 Teilnehmern, die 6 Monate lang Kollagenhydrolysat einnahmen, kam zum gleichen Ergebnis. Die Forscher ergänzten, dass Probanden, die insgesamt wenig Protein zu sich nahmen, die deutlichsten Ergebnisse erzielten.[71] Zwei weitere Untersuchungen verfolgten die Wirkung von Kollagenhydrolysat über 12 Wochen. Hier wurden zwei unterschiedliche Gruppen getestet, um herauszufinden, ob das Alter eine Rolle spielt. In der einen Gruppe lag der Altersdurchschnitt der Teilnehmer bei 24 Jahren, in der anderen um die 50. Beide Studien ergaben, dass Kollagen den Zustand der Gelenke positiv beeinflusst, und zwar grundsätzlich in ihrer Funktion und speziell bei Bewegung, und damit unabhängig vom Alter.[72]

Osteoporose muss nicht sein – Kollagen beugt vor und fördert den Knochenaufbau

Osteoporose ist eine chronische Erkrankung der Knochen, an der allein in Deutschland Millionen Menschen leiden. Vor allem ältere Frauen sind betroffen. Bei 25 Prozent der Fälle tritt die Erkrankung auch bei Männern auf, und die Zahl steigt. Osteoporose gilt als Alterskrankheit, entsteht aber tatsächlich bereits viel früher. Meist entwickelt sich Osteoporose als langsamer, schleichender Prozess, bei dem immer mehr Knochensubstanz abgebaut wird. Die Knochen werden porös und instabil. Aus diesem Grund wird sie im Volksmund als Knochenschwund bezeichnet. Das Risiko für Knochenbrüche steigt, was zusätzlich dadurch verstärkt wird, dass Osteoporose meist den Rücken betrifft und sich auf die Statik des Körpers auswirken kann, was zu häufigeren Stürzen führt.

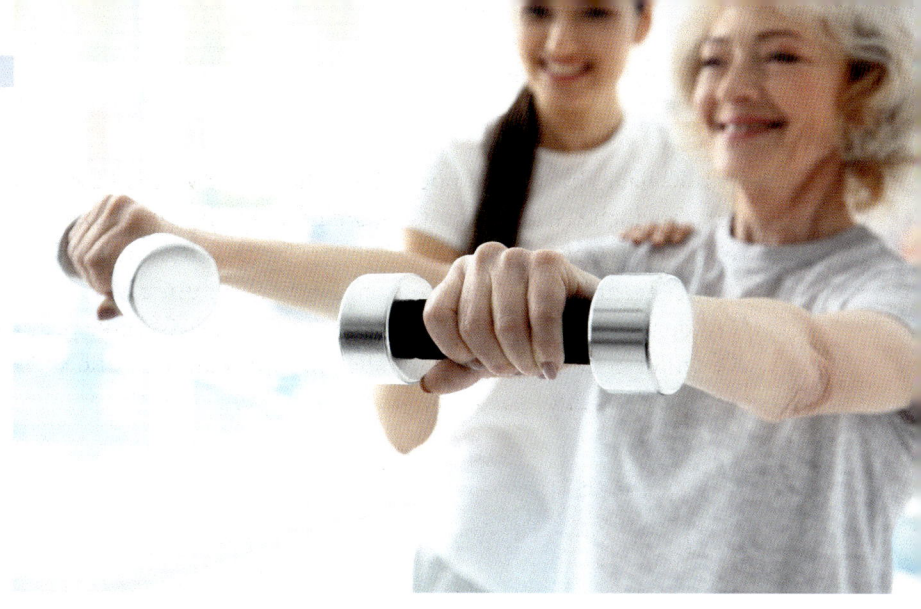

Zu den bekannten Ursachen zählt ein Östrogenmangel bei Frauen nach der Menopause. Außerdem können sich Erkrankungen wie Diabetes mellitus oder eine Schilddrüsenüberfunktion schädlich auf den Knochenstoffwechsel auswirken. Dasselbe gilt für Medikamente wie Glucocorticoide, die gegen Entzündungsprozesse, zum Beispiel bei Morbus Crohn, multipler Sklerose, rheumatoider Arthritis oder einer Leberentzündung gegeben werden. Weit seltener wird ein kranker Darm, der die Nährstoffe nicht richtig verarbeiten kann, als Auslöser oder Verstärker von Knochenschwund genannt. Wenn die Mikroflora des Darms gestört ist, können die Nährstoffe nicht ausreichend aufgespalten und aufgenommen werden. Das führt naturgemäß auch zu einem Nährstoffmangel in den Knochen. Beim Leaky Gut, dem krankhaft durchlässigen Darm, ist die Versorgung mit Nährstoffen ebenfalls gestört, oft sogar in bedrohlichem Umfang, weil die Darmwand schädliche Substanzen in den Blutkreislauf übertreten lässt.

Eine Langzeitstudie, die unter dem Namen »OFELY Study« bekannt wurde, untersuchte das Risiko für Knochenbrüche bei Frauen jenseits der 40. Beobachtet wurden 867 Frauen hinsichtlich der Knochendichte und Bruchneigung über einen Zeitraum von 20 Jahren. Zu den aussagekräftigen Biomarkern für eine sinkende Knochendichte und erhöhte Bruchneigungen zählten Kollagen Typ I und II.[73,74]

Die häufigste Empfehlung bei Osteoporose lautet: Milchprodukte, die den Calciumgehalt der Knochen erhöhen sollen, Präparate mit Calcium, Magnesium sowie Vitamin D_3 und K_2. Milchprodukte sind keine gute Lösung, weil die Calciumaufnahme aus der Milch schlecht ist. In größerem Umfang übersäuern Milchprodukte, wodurch sich die Wasserbildungsfähigkeit der Kollagenfasern in den Knochen verringert und sie hart und spröde werden. Größere Mengen an Calcium in Verbindung mit Vitamin D können zu einer Osteosklerose führen, bei der die Knochen wegen einer zu großen Mineralstoffeinlagerung verhärten.

Vorbeugen ist also auch hier besser als heilen, denn wenn sich erst einmal eine Osteoporose entwickelt hat, kann der Prozess nur bis zu einem gewissen Grad verbessert werden, abhängig vom Grad der Erkrankung. Verschiedene klinische Studien weisen darauf hin, dass die Einnahme von Kollagen die Gesundheit der Knochen verbessert. So kam eine Metaanalyse aus dem Jahr 2000 zu dem Ergebnis, dass Kollagenhydrolysat »ein interessantes The-

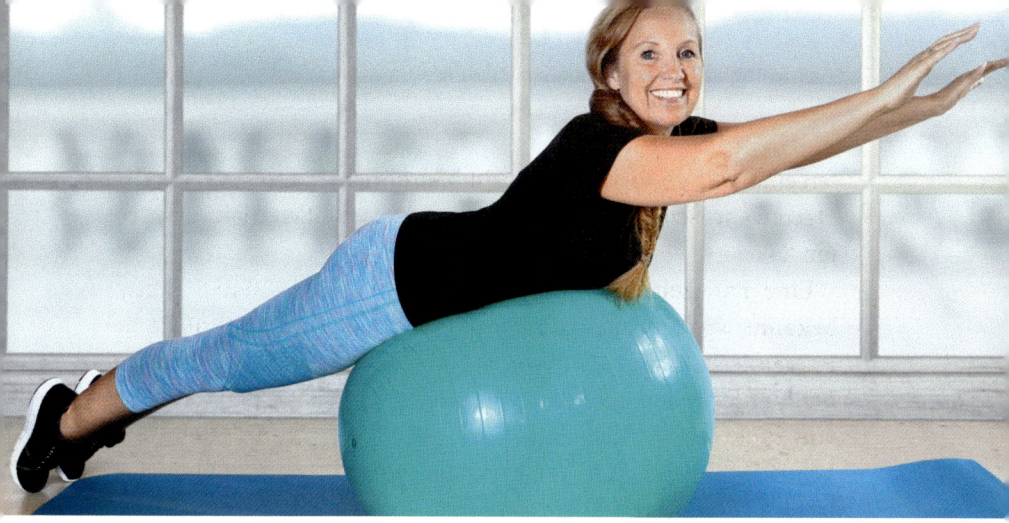

rapeutikum zur Behandlung von Arthrose und Osteoporose ist«. Besonders erfolgreich war die Behandlung, wenn Kollagenhydrolysat mit Calcitonin kombiniert wurde.[75] Calcitonin ist ein Hormon, das den Calcium- und Phosphatspiegel im Blut senkt und in die Knochen einlagert. Als Gegenspieler setzt das Parathormon Calcium und Phosphat aus den Knochen frei und erhöht ihren jeweiligen Spiegel im Blut.

2004 wurde eine Studie mit Mäusen durchgeführt. Im Ergebnis hatte Kollagen die Knochendichte deutlich erhöht. Die Wirkung fiel bei den Tieren, die einen stärkeren Calciummangel hatten, besonders eindrucksvoll aus.[76] Frauen nach der Menopause wird eine 2018 in der Zeitschrift *Nutrients* publizierte Studie über die Einnahme von Kollagenhydrolysat zur Erhöhung der Knochendichte freuen. Das Kollagen hatte nicht nur die Knochendichte erhöht, sondern auch den Knochenaufbau verstärkt und den Abbau verlangsamt.[77] Weitere Studien kamen zu ähnlichen Ergebnissen.[78]

Kollagen für einen starken Rücken

Natürlich profitiert auch der Rücken vom Aufbau durch Kollagen. Von den Rückenmuskeln und den Bandscheiben bis hin zum gesamten Skelett stärkt Kollagen Substanz und Haltung und lindert Rückenschmerzen. Zu diesem Ergebnis kam eine Studie mit 200 Teilnehmern, die über 50 Jahre alt waren und über Schmerzen im oberen und unteren Rückenbereich klagten. Nachdem sie über 6 Monate 1200 Milligramm Kollagen täglich eingenommen hatten, stellten 20 Prozent der Probanden eine deutliche Verbesserung der Rückenschmerzen fest.[79] Dieser Prozentsatz ist hoch, wenn man bedenkt, dass Rückenschmerzen vielfältige Ursachen haben und oft auch psychosomatisch bedingt sind.

Kollagen – Hilfe bei Arthrose und rheumatoider Arthritis

Bei Arthrose (Gelenkverschleiß) wird das Knorpelgewebe mehr und mehr abgebaut. Die Gelenke machen zunehmend Beschwerden und beginnen zu schmerzen. Bislang ging man davon aus, dass ein abgebauter Knorpel nicht wieder aufgebaut werden kann. Neuere Studien weisen jedoch darauf hin, dass ein Aufbau doch möglich ist. Kollagen regt die knorpelaufbauenden Zellen an, mehr extrazelluläre Matrix-Moleküle zu produzieren, einschließlich Kollagen selbst. Während einer Studie wurde untersucht, ob Kollagenhydrolysat Gelenkschmerzen bei Leistungssportlern verbessern kann, die bei Bewegung auftraten. Die Sportler hatten keine Gelenkerkrankung. Die randomisierte, placebokontrollierte Untersuchung aus dem Jahr 2008 war die erste, die über einen Zeitraum von 24 Wochen durchgeführt wurde. Das Ergebnis war positiv und die Forscher sahen in Kollagenhydrolysat eine wertvolle Nahrungsergänzung für Sportler mit Beschwerden, die deren sportliche Leistung einschränken.[80]

Das *International Journal of Medical Sciences* veröffentlichte 2009 eine klinische Studie zur Wirkung von Kollagenhydrolysat bei Kniearthrose. Die Forscher wollten wissen, ob Kollagen ein sicheres Mittel ist und wie intensiv es im Vergleich zu Glucosamin und Chondroitin wirkt. Kollagenhydrolysat erwies sich als wirksamer als die beiden häufig verordneten Mittel. 90 Tage später hatten sich die Beschwerden bei der Kollagengruppe deutlich verbessert. Sämtliche Probanden konnten ihren täglichen Aufgaben leichter nachgehen, was ihre Lebensqualität verbesserte.[81]

Rheumatoide Arthritis ist die häufigste chronische Gelenkentzündung. Die Erkrankung gilt als nicht heilbar. Man versucht daher, die fortschreitende Gelenkzerstörung zu stoppen und die Schmerzen zu lindern. Studien zeigten, dass die Entwicklung der Krankheit mit einem Rückgang an Kollagen Typ I und II verbunden ist.[82] Während einer Untersuchung erhielten sechzig Patienten 3 Monate lang Kollagen, die Kontrollgruppe bekam ein Placebo. Immununterdrückende Medikamente wurden zuvor abgesetzt. Nach 3 Monaten hatte sich das Befinden der Placebogruppe verschlechtert, während die Teilnehmer der Kollagengruppe weniger Schmerzmittel brauchten. Ihre Gelenke waren weniger geschwollen und druckempfindlich.[83] Einige weitere Studien kamen ebenfalls zu dem Ergebnis, dass Kollagen Gelenkschmerzen, Steifigkeit und Entzündungen reduziert und die Beweglichkeit und Flexibilität verbessert.[84,85,86]

Kollagen kann Entzündungen und Schmerzen verringern

Entzündungen sind grundsätzlich ein gesunder Prozess, durch den der Körper Infektionen bekämpft und uns vor Infektionen schützt. Entzündungen können jedoch auch chronisch werden, wie es zum Beispiel bei einer Arthritis oder Gicht der Fall ist. In manchen Fällen löst eine fehlgeleitete Reaktion des Immunsystems Entzündungen aus, die sich dann sogar gegen körpereigenes Gewebe richten. Das ist bei Autoimmunerkrankungen der Fall. Je nach Erkrankung kann das Immunsystem jedes Gewebe und sämtliche Organe angreifen, auch das Herz, die Nieren, die Gelenke oder den Darm wie bei Morbus Crohn und Colitis ulcerosa. Außerdem führt das Leaky-Gut-Syndrom mit der Zeit

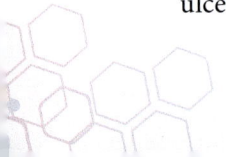

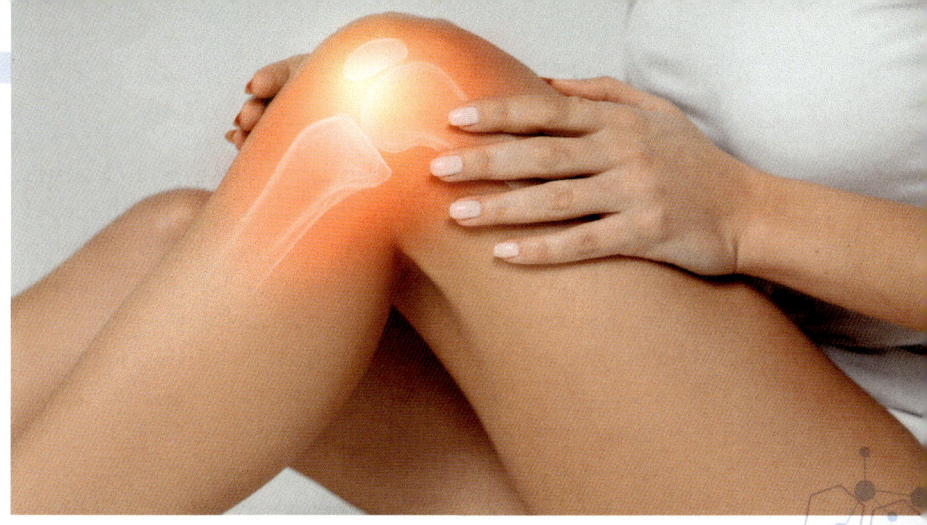

zu Autoimmunreaktionen, da Substanzen durch die Darmwand treten, die das Immunsystem als Feind betrachtet und bekämpft. Das ist häufig bei Milcheiweiß der Fall. Diese Entzündungen sind sogenannte »stille Entzündungen«, weil sie sich schleichend im Körper ausbreiten und erst spät Symptome produzieren wie beispielsweise Gelenkschmerzen. Dann lautet die Diagnose oft »Abnutzung«, vor allem wenn der Patient die 40 überschritten hat. Stille Entzündungen können schwere Erkrankungen bis hin zu Krebs auslösen.

Abgesehen von seinen nachgewiesenen Erfolgen bei der Bekämpfung von Gelenkentzündungen hilft Kollagen auch beim Aufbau der Darmschleimhaut. Im gesunden Darm ist das Darmimmunsystem intakt. Ein gesunder Darm kann überall im Körper Einfluss auf Entzündungen nehmen und sie beruhigen. Kollagen eignet sich deshalb hervorragend für die begleitende Therapie eines kranken Darms und bei Autoimmunerkrankungen.

Warum Ihr Darm Kollagen liebt

Der Darm ist ein erstaunliches Organ. Er kann bis zu 7,5 Meter lang werden, hat aber nur einen Durchmesser von einigen Zentimetern. Würde man die zahllosen winzigen Fältchen und Zotten der Darmschleimhaut ausbreiten, käme eine Fläche von 30–40 Quadratmetern zusammen. Forschungsergebnisse haben gezeigt, dass der Darm nicht nur ein hochsensibles Organ ist, das über die Darmflora das Gehirn beeinflusst, sondern auch der Hauptsitz des Immunsystems: Rund 70 Prozent der Abwehrzellen befinden sich im Darm. Neben seinen Aufgaben bei der Verdauung muss er noch dafür sorgen, dass unerwünschte Stoffe wie Keime nicht in den Blutkreislauf gelangen, erwünschte wie Nährstoffe aber eben doch. Damit der Darm all dies erledigen kann, braucht er zwei Dinge: eine gesunde Darmflora und eine gesunde Schleimhaut, die die Darmwand auskleidet. Die Darmwand muss gleichzeitig als Aufnahmestation und Barriere dienen und das eine säuberlich vom anderen trennen. Dies ist eine komplexe Aufgabe, bei der nicht viel Spielraum für ungesunde Zustände bleibt. Das Leaky-Gut-Syndrom ist heute weit verbreitet. Ob mehr oder weniger ausgeprägt, sollte es nie auf die leichte Schulter genommen werden. Wenn sich die Darmzotten erst einmal über das verträgliche Maß hinaus öffnen, geraten Substanzen in den Körper, die ernstzunehmende Nahrungsmittelunverträglichkeiten, Allergien und Erkrankungen auslösen, die mit der Zeit zerstörerisch werden. Eine funktionstüchtige Darmbarriere ist die optimale Grund-

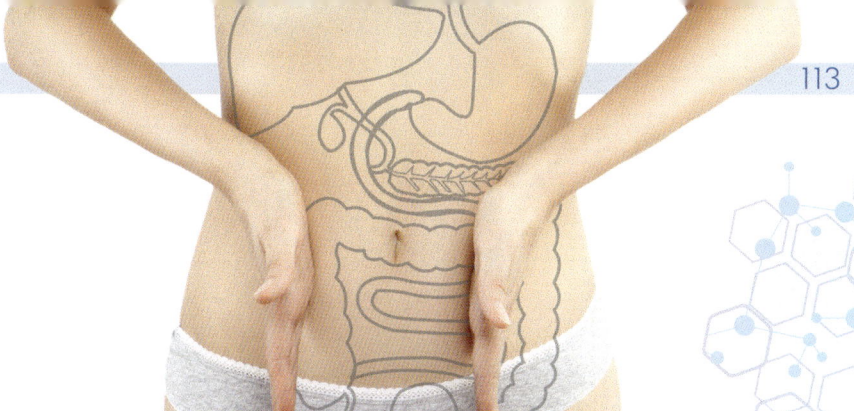

lage für einen gesunden Körper. Eine entgleiste Mikroflora hingegen legt den Grundstein für die allmähliche Entwicklung einer Darmschleimhautentzündung und schließlich für den durchlässigen Darm.

Ein gesunder Darm ist die vielleicht wichtigste Strategie für ein langes Leben. Er gleicht den Wurzeln eines Baumes, aus denen dieser sich nährt. Aus dem Gesagten wird deutlich, dass wir auf zwei Dinge achten müssen: eine ausgeglichene Darmflora und eine gesunde Darmschleimhaut. Die Zusammensetzung der Darmflora (Mikroflora) wechselt laufend und wird intensiv durch die seelische Verfassung, Stress und Schadstoffe beeinflusst. Es lohnt daher, sie zu hüten wie ein kleines Kind. Das geht am besten mittels eines Darmbakterien-Tests, den man in Abständen machen kann.

Kommen wir zur Darmschleimhaut. Jede Haut braucht Kollagen, nicht nur die äußere Haut, auch die innere, die Magen, Darm und noch mehr auskleidet. Kollagen baut die Darmschleimhaut ebenso wie die Magenschleimhaut auf und hält sie gesund. Das belegen zum Beispiel eine 2017 in *Food & Function* publizierte Studie[87] sowie eine ältere Untersuchung, die 1987 in *Gastroenterology* veröffentlicht wurde.[88]

Kollagen reduziert Entzündungen, was einer entzündeten Darmschleimhaut zugutekommt. 2003 fanden Forscher einen Zusammenhang zwischen einem erhöhten Lamininwert und einem niedrigen Kollagen Typ-IV-Wert bei Patienten mit Reizdarmsyndrom. Beide Werte, so die Wissenschaftler, können wichtige Marker für die Beurteilung und Behandlung des Reizdarmsyndroms sein.[89]

All das leistet Kollagen dank der darin enthaltenen Aminosäuren wie Glycin, Prolin, Glutamin und Lysin. Außerdem bindet Kollagen viel Wasser, und zwar bis zu 60 Prozent seines eigenen Gewichts. Im Verdauungstrakt kann es daher eine leimige Konsistenz entwickeln und die Schleimhäute schützen. Studien belegen die wertvolle Unterstützung, die Kollagen für den Darm bietet, indem es das darmassoziierte lymphatische Gewebe und damit das Immunsystem stärkt. Kollagen erhöht die Fähigkeit des Körpers, sich gegen Keime aller Art zu wehren. Jede Aminosäure in Kollagen hat spezifische Eigenschaften, die für die Gesundheit des Darms, den Aufbau und die Darmtätigkeit unbedingt gebraucht werden. Sie reduzieren Entzündungen und erhöhen die Zahl der Abwehrzellen und wenn nötig der Immunglobuline A.[90] Eine interessante Studie zeigte, dass Glycin vor der chronisch-entzündlichen Darmerkrankung Colitis ulcerosa schützen kann. Die Forscher lösten dabei experimentell eine Colitis aus und Glycin war in der Lage, diese Colitis zu heilen.[91]

Kollagen für den Magen, bei Sodbrennen und bei Magengeschwüren

Wenn Sie einen empfindlichen Magen haben, werden Sie Kollagen lieben. Kollagen baut die Magenschleimhaut auf und macht sie schön kräftig und widerstandsfähig. Das schützt vor unangenehmen Empfindungen beim Essen und Trinken. Wer beispielsweise Magenprobleme durch Kaffee bekommt, wird feststellen, dass dieser nach der Kollagenbehandlung nicht nur besser schmeckt, sondern auch besser vertragen wird.

Die Verdauung beginnt im Magen, genauer gesagt fängt die Vorverdauung schon im Mund durch gutes Kauen und Einspeicheln des Speisebreis an. Dann rutscht alles hinunter in den Magen, und dort entscheiden die Menge an Magensäure und der Zustand der Magenschleimhaut über alles Weitere. Wenn die Magenschleimhaut gesund ist und die nötige Menge an Verdauungssäften ausgeschüttet wird, kommt der Speisebrei gut vorbereitet in Dünn- und Dickdarm an, wo die Nährstoffe aufgenommen werden. Kollagen ist hier ausgesprochen hilfreich, denn es baut nicht nur die Magenschleimhaut auf, sondern reguliert die Magensaftsekretion. Es wird gerade so viel ausgeschüttet, wie für die Vorverdauung im Magen notwendig ist, aber nicht so viel, dass Sodbrennen, Verdauungsprobleme oder Magengeschwüre entstehen können.[92] Außerdem ist Kollagen ein Molekül, das Wasser aufnimmt und Säure binden kann. Wenn Kollagen im Magen ankommt, zieht es Wasser und Magensäure an sich und nimmt sie auf seinem Durchgang durch den Darm mit. Das verstärkt die Aufspaltung von Proteinen und Kohlenhydraten, und durch den Wassergehalt gleitet die Nahrung leichter durch den Darm.

Kollagen für Gehirn und Nervensystem

2020, also ganz aktuell, erschien eine klinische Pilotstudie zur Wirkung von Kollagenhydrolysat auf das Gehirn und die Sprachfähigkeit in der Fachzeitschrift *Nutrients*. Dreißig gesunde Teilnehmer im Alter von 49 bis 63 Jahren erhielten täglich 5 Gramm Kollagenhydrolysat. Nach 4 Wochen hatten sich verschiedene Parameter verbessert und die Wissenschaftler gehen nun davon aus, dass die Einnahme von Kollagenhydrolysat das Gehirn positiv beeinflusst sowie die Sprach- und Erinnerungsfähigkeit für Worte fördert.[93]

Glycin ist gut für die Nerven. Über Glycin, das einen großen Anteil im Kollagen ausmacht, konnten Sie bereits viel in einem eigenen Kapitel erfahren. Die Aminosäure wirkt als inhibitorischer Neurotransmitter in Gehirn und Nervensystem. Neurotransmitter sind Botenstoffe, die Signale zwischen den Nervenzellen weitergeben. Es sind exzitatorische Neurotransmitter wie Adrenalin

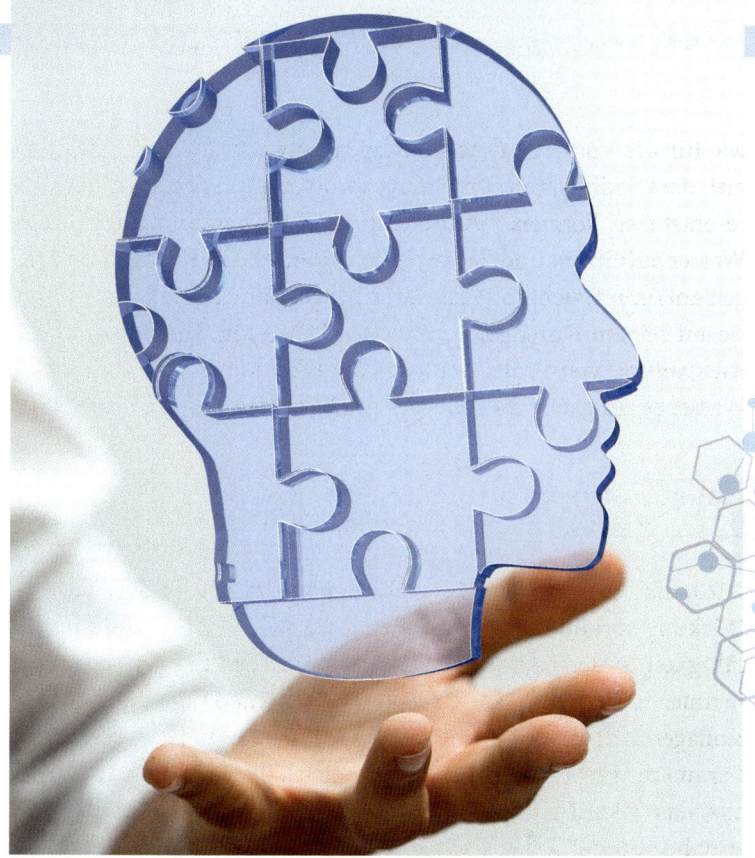

und Glutamat, die das Gehirn stimulieren, und inhibitorische wie Glycin, GABA und Serotonin, die eine zu starke Stimulation ausgleichen.

Glycin hat eine eher beruhigende Wirkung, während es gleichzeitig die Stimmung aufhellt und die Erkenntnis- und Lernfähigkeit steigert.

Gesundes Herz: Arteriosklerose vorbeugen mit Kollagen

> Venen führen das Blut zum Herzen hin. Arterien führen das Blut vom Herzen weg. Arterien sind deutlich dicker und elastischer als Venen, weil sie einem hohen Druck ausgesetzt sind.

Wie so viele andere anschauliche Worte, die wir aus dem Wissen über unseren Körper entlehnen, ist auch das Wort »Lebensader« zu einem wichtigen Begriff der Alltagsprache geworden. Wir bezeichnen damit unter anderem lebenswichtige Verbindungen wie Flüsse oder Straßen. Im Körper sind es die Blutgefäße, die das kostbare Blut zum Herzen und zurück transportieren und die Zellen mit Sauerstoff und Nährstoffen versorgen.

Das Herz ist unser Lebensmotor. Mit jedem Herzschlag pumpt es Blut durch die Gefäße und versorgt Organe und Gewebe mit Sauerstoff, während Abfallstoffe wie Kohlendioxide abtransportiert werden. Vom Herzen weg sind es die Arterien, zum Herzen hin führen die Venen. Die Aorta – die Hauptschlagader – ist unsere große Lebensader, von ihr zweigt ein weites Geflecht aus Blutgefäßen ab. Die Aorta leitet das Blut von der linken Herzkammer aus in den großen Blutkreislauf, der sich durch den gesamten Körper zieht. Der Blutdurchfluss ist beeindruckend: In der Ruhephase strömen etwa 5 Liter pro Minute durch die Aorta, aber

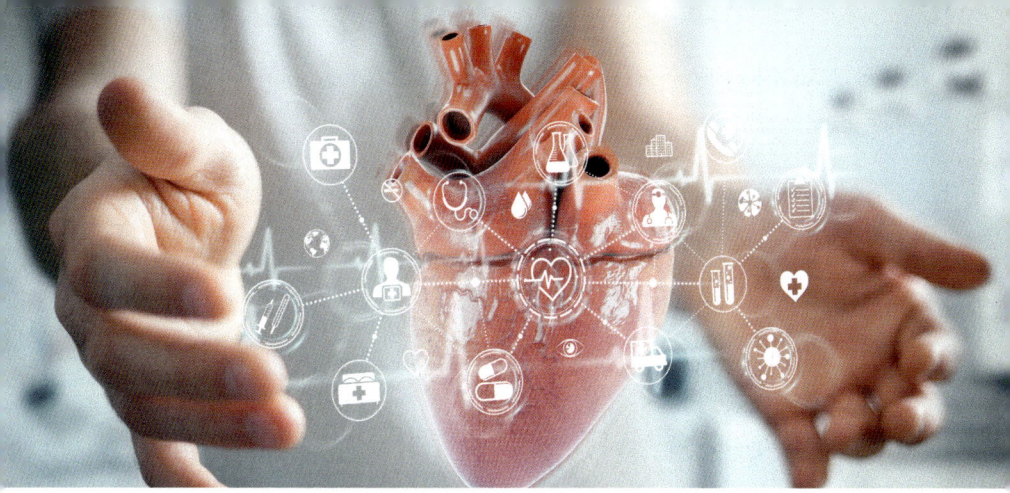

bei körperlicher Belastung können es bis zu 30 Liter sein. Die Hauptschlagader ist nicht nur die größte, sondern auch die wichtigste Arterie in unserem Körper.

Von der Hauptschlagader geht ein weitreichendes Geflecht an Blutgefäßen aus. Die Verästelung beginnt mit dicken Arterien, die in kleinere Blutgefäße übergehen und schließlich in den Kapillaren enden. Diese werden auch Haargefäße genannt, denn sie sind die kleinsten und feinsten Blutgefäße in unserem Körper. So fein sie sind, so ausgesprochen wichtig sind die Kapillaren doch für die Durchblutung und Sauerstoffversorgung des gesamten Körpers. Fast alle Arterien enthalten sauerstoffreiches Blut, während in den Venen sauerstoffarmes Blut fließt, denn der Sauerstoff wurde ja unterwegs an die Zellen abgegeben. Zellen können nur funktionieren, wenn sie Sauerstoff für die sogenannte Zellatmung zur Verfügung haben. Dabei entsteht Kohlendioxid als Abfallstoff. Er wird in den Venen über das nun sauerstoffarme Blut zurück zum Herzen und weiter in die Lunge transportiert und schließlich ausgeatmet. Der gesamte Vorgang heißt Gasaustausch. Wir leben durch diesen Gasaustausch, und wir leben vom Sauerstoff, den wir aufnehmen. Es ist also lebenswichtig, dass unsere Blutgefäße ihre Aufgaben erfüllen, dass die Arterien gesund sind und das Blut ungehindert fließen kann.

Blutgefäße müssen stabil und elastisch sein. Das gilt besonders für die Arterien, denn sie sind einem hohen Druck ausgesetzt, während das Herz das Blut hindurchpumpt. Venen gehören dagegen zum Niederdrucksystem des Körpers und sind daher dünner und weniger elastisch. Etwa 7000 Liter Blut pro Tag fließen durch die Venen zurück zum Herzen, allerdings im Vergleich zu arteriellem Blut auf recht gemächliche Weise. Die Arterienwände sind daher relativ dick und bestehen aus weitaus mehr elastischen Fasern als aus Muskelfasern. Als »Leim« zwischen den Zellen verleiht Kollagen den Blutgefäßen Substanz, Form und Halt. Auch für die Regeneration und den Wiederaufbau nach einer Verletzung wird Kollagen gebraucht. Unser Körper stellt unaufhörlich Kollagen her, um sämtliche Gewebe zu reparieren, die im Laufe des Tages abgebaut und ersetzt werden müssen. Kollagen kann nur hergestellt werden, wenn genügend Vitamin C und Aminosäuren wie Prolin und Lysin vorhanden sind. Zuerst wird Prokollagen gebildet, aus dem die verschiedenen Kollagentypen hergestellt werden. Fehlt Kollagen, verlieren die Arterien an Festigkeit. Neben Kollagen spielt das Strukturprotein Elastin eine Rolle für die Gesundheit der Wände von Arterien und Venen. Auch Elastin enthält neben weiteren Aminosäurebausteinen vor allem Glycin (27 Prozent) und Prolin (12 Prozent). Kollagen besteht aus sehr starken Fasern mit großer Zugfestigkeit und liefert vor allem Stärke. Elastin ist nicht so reichlich vorhanden wie Kollagen, hat aber die wichtige Aufgabe, den Gefäßwänden Geschmeidigkeit und Elastizität zu verleihen. Durch den Verbund von Kollagen und Elastin sind die Gefäßwände ebenso wie die Haut elastisch und reißfest.

Wenn sich Ablagerungen an den Innenwänden der Aorta und in anderen Blutgefäßen bilden, nimmt ihre Elastizität ab und die Gefäße werden immer enger. An der innersten der drei Schichten, aus denen die Arterienwand besteht, lagert sich Fett ab, was schließlich zu einer Verhärtung und Verengung der Arterien führt. Durch die verhärteten Gefäße fließt immer weniger Blut, und die Sauerstoffversorgung sinkt. Das Herz muss somit mehr arbeiten, um die Veränderung auszugleichen. Der Blutdruck steigt und übt immer mehr Druck auf die verhärteten Arterienwände aus. Wenn sich kleine Partikel von den Ablagerungen ablösen oder die gesamte Plaque aufbricht, ist der kritische Punkt erreicht. Die Plaqueteile schwimmen im Blut und können das Gefäß plötzlich vollständig verstopfen. Die Verstopfung schneidet die dahinter liegenden Bereiche des Gefäßes vom Blutstrom ab, wodurch Zellen absterben. Ein solcher Stau kann im Herzen oder im Gehirn passieren. Dann kommt es zu einem Herzinfarkt oder einem Schlaganfall mit meist einschneidenden Folgen.[94]

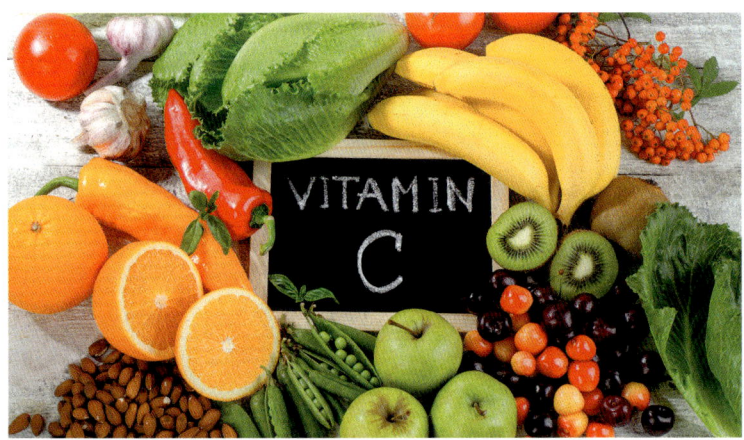

Hohe Blutfettwerte, Bluthochdruck, Diabetes, Rauchen und Übergewicht gelten als Risikofaktoren für Arteriosklerose. Allerdings ist Bluthochdruck in vielen Fällen eine Folge der Arterienverkalkung und nicht ihr Auslöser, wie bereits weiter oben beschrieben. Arteriosklerose wird dem Alter zugeschrieben, aber tatsächlich entwickelt sie sich schleichend, meist über Jahre und oft schon in der Jugend. In der Regel merkt man nichts davon, denn die Erkrankung produziert lange Zeit keine Symptome. Irgendwann kommt es zu einem Schlaganfall, zu einem Herzinfarkt, zu Nierenproblemen oder zu einem Raucherbein, das sich durch stechende Schmerzen in den Waden bemerkbar macht.

2017 untersuchten japanische Wissenschaftler, welche Wirkung die Einnahme von Kollagen auf den Zustand der Arterien und die Entwicklung einer Arteriosklerose hat. An der im Fachmagazin *Journal of Atherosclerosis and Thrombosis* publizierten Studie nahmen 31 gesunde Personen teil. Sie erhielten täglich 16 Gramm Kollagenhydrolysat über den Zeitraum von 6 Monaten. Das Ergebnis war bei allen ausgesprochen positiv: So hatten nicht nur Flexibilität und Stabilität der Arterien zugenommen, es zeigten sich auch noch weitere günstige Wirkungen. Das Verhältnis des LDL-Cholesterins zum HDL-Cholesterin hatte sich deutlich verbessert und die Bildung der schädlichen AGEs (*Advanced Glycation Endproducts*) war bei allen stark zurückgegangen. Erhöhtes LDL-Cholesterin gilt als erhöhter Risikofaktor für Herz-Kreislauf-Erkrankungen. Nebenwirkungen wurden nicht beobachtet.[95]

Vitamin C, Kollagen und Arteriosklerose

Linus Carl Pauling ist eine der großen Persönlichkeiten des 20. Jahrhunderts. Nachdem er mit dem Nobelpreis für Chemie und dem Friedensnobelpreis ausgezeichnet worden war, begann er, sich eingehend mit Vitamin C zu beschäftigen, dem er eine ganz besondere Wirkung zuschrieb. Seine bahnbrechende Forschung zeigte, dass Skorbut die Folge eines Vitamin-C-Mangels ist. Für Seefahrer war die Krankheit über lange Zeit das große Schreckgespenst, das einen langsamen, qualvollen Tod mit sich brachte. 1542 schrieb der Entdecker und Seefahrer Jacques Cartier in sein Logbuch: »Es ist fürchterlich: Ihr Zahnfleisch wurde so faul, dass alles Fleisch bis zu den Wurzeln der Zähne abfiel und diese beinahe alle ausfielen. Die Krankheit breitete sich über unsere drei Schiffe aus, dass Mitte Februar von den 100 Personen, die wir waren, keine zehn mehr gesund waren.« Erst 1753 kam der britische Marinearzt James Lind auf die Idee, die Matrosen mit einer anderen Ernährung zu versorgen. Es dauerte noch bis zum Anfang des 20. Jahrhunderts, bis es gelang, die heilende Substanz Vitamin C aus Obst zu isolieren.

Was geschieht bei Skorbut? Die Arterien werden aufgrund des starken Vitamin-C-Mangels porös, bis schließlich Blut in das Gewebe übertritt. Das geschieht, weil sich das Struktureiweiß Kollagen auflöst und nicht nachgebildet werden kann und Vitamin C für die Synthese fehlt. Die Zähne fallen aus, Knochen und Gelenke schwinden, die Arterien brechen auf, bis das Blut hindurchtritt. Kollagenfasern können nur mithilfe von Vitamin C und der Aminosäure Lysin so »zusammengeklebt« werden, dass sie eine solide Struktur bilden.

An dieser Stelle findet sich die Verbindung zwischen Skorbut und Arteriosklerose, die Linus Pauling als Erster erkannte. Die Innenseite der Blutgefäße besteht aus Kollagen. Wird sie rissig, beginnt der Körper Fettmoleküle (Lipoproteine) anzulagern, um die porösen Stellen zu reparieren. Als Pauling erklärte, die Ablagerungen in den Arterien seien die Folge eines Vitamin-C-Mangels, wurde er von der Mehrzahl seiner Kollegen verlacht. Pauling war sich aber sicher: Arteriosklerose ist eine Vorform von Skorbut. Seine Behandlungserfolge sprechen für sich.

Mehrere wissenschaftliche Erkenntnisse belegen Paulings Theorie:

❭ In den Arterien bestehen die Plaques (Einlagerungen) aus einer speziellen Form von LDL-Cholesterin, das sich vom normalen LDL-Cholesterin unterscheidet. Es bildet eine dicke Schicht, die die Arterien immer mehr verstopft.

❭ Die Ablagerungen bilden sich nicht zufällig irgendwo im Herz-Kreislauf-System, sondern in Herznähe, dort, wo die Arterien am stärksten belastet werden, und vor allem in den Arterien, die dem stärksten Blutdurchfluss und damit Druck ausgesetzt sind.

❭ 1985 entdeckten Wissenschaftler schließlich, dass sich Plaques nur in den Bereichen der Arterien bildeten, die dabei waren, spröde zu werden. Wenn Risse entstehen, tritt die Aminosäure Lysin, ein Baustein von Kollagen, ins Blut über. Das zieht die besonders zähe Form des LDL-Cholesterins an, die sich an das Lysin heftet. Mit der Zeit bilden sich immer dickere und größere Ablagerungen. Der Durchmesser der Blutgefäße schrumpft, was den Blutfluss immer stärker behindert.

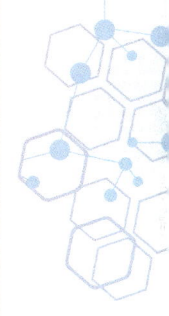

Aufschlussreich ist auch, dass bei Tieren, die im Gegensatz zum Menschen ihr eigenes Vitamin C herstellen können, keine Herz-Kreislauf-Erkrankungen auftreten. Viele Tiere produzieren 10–20 Gramm Vitamin C täglich, was sie gegen viele Erkrankungen immunisiert. In Tierstudien konnte auch belegt werden, dass ein hoher Homocysteinwert und oxidiertes Cholesterin, die als Auslöser für Arterienverkalkung gelten, nur weitere Symptome eines Skorbuts sind.

Linus Paulings Empfehlung für die Behandlung von Arteriosklerose lautet: Vitamin C, Lysin und Prolin werden benötigt, um bestehende Plaque aufzulösen, während instabile und geschädigte Arterien gleichzeitig gestärkt werden. Kollagen enthält Prolin, Glycin, Lysin und noch eine Reihe weiterer Aminosäuren, die Arterienwände aufbauen und heilen.[96]

Linus Pauling gelang zudem eine bedeutende Arbeit zur Behandlung von Krebs mit Vitamin C, doch noch immer wird er von der Schulmedizin in die Ecke des Pseudomediziners gedrängt.

Diabetes mellitus: Kollagen reguliert den Blutzuckerspiegel

Für die aktuell mehr als 7 Millionen Menschen in Deutschland, die von Diabetes oder Prädiabetes betroffen sind, bietet eine Nahrungsergänzung mit Kollagen Vorteile, die sich aus der Nahrung allein nicht gewinnen lassen. Die Einnahme von Kollagen kann das natürliche, altersbedingte Sinken der Kollagenproduktion ausgleichen. Das ist für Diabetiker besonders wichtig, weil bei ihnen die Herstellung von Kollagen schneller abnimmt als im Durchschnitt. Kollagen regt die Insulinausschüttung an und verringert die Insulinresistenz, was sich stabilisierend auf den Blutzucker auswirkt.

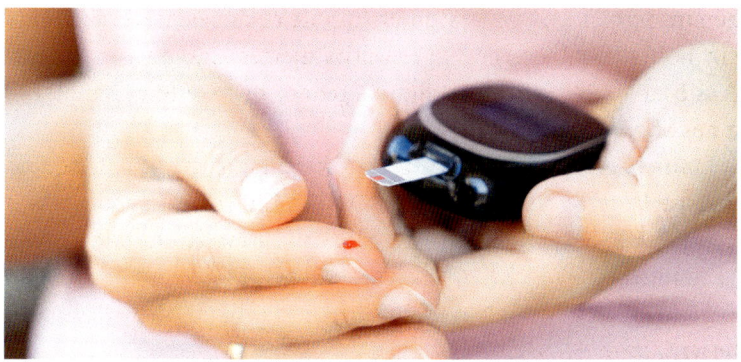

Wissenschaftlich nachgewiesen ist, dass vor allem die Aminosäure Glycin diese Wirkung entfaltet. Von Glycin ist in Kollagen mehr vorhanden als von jeder anderen Aminosäure.

Diabetes ist eine Stoffwechselerkrankung, die immer mehr um sich greift. Von den 7 Millionen Betroffenen in Deutschland haben rund 6,9 Millionen Diabetes Typ 2. Pro Jahr kommen mehr als 500 000 Neuerkrankungen hinzu. Das sind etwa 1500 pro Tag. Bei Jugendlichen hat sich die Zahl der Diabetes-Typ-2-Erkrankungen in den letzten 10 Jahren verfünffacht. 340 000 Menschen in Deutschland haben Diabetes Typ 1. Etwa 32 000 Kinder und Jugendliche unter 19 Jahren sind davon betroffen. Viele wissen noch nichts von ihrer Erkrankung, die sich schleichend entwickelt. (Quelle: Deutsche Diabetes-Hilfe, »Diabetes in Zahlen«).

Was geschieht bei Diabetes mellitus im Körper? Bei Diabetes Typ 2 können die Zellen die Glukose aus dem Blut immer weniger aufnehmen. Dadurch steigt der Blutzuckerspiegel und schädigt

Gefäße, Nerven und Organe. Diabetes kann ernste Folgen nach sich ziehen: Nierenschäden, Herzinfarkt, Potenzprobleme, Sehstörungen bis zur Erblindung – die Auswirkungen sind im gesamten Körper spürbar. Diabetiker sind anfälliger für Gelenkprobleme wie Arthrose und Rheuma, eingeschränkte Beweglichkeit der Finger und eine Kalkschulter (*Frozen Shoulder*). Die Diagnose ist nicht ganz einfach, weil bis zu 10 Jahre vergehen können, in denen erhöhte Blutzuckerwerte gemessen wurden, die noch nicht als Diabetes gelten. Der Nüchternblutzucker sollte normalerweise unter 100 mg/dl (Milligramm pro Deziliter) beziehungsweise unter 5,6 mmol/l (Millimol pro Liter) liegen. Ab einem Wert von 126 mg/dl (7,0 mmol/l) spricht man von Diabetes. Blutzuckerwerte dazwischen beschreiben gewissermaßen eine Grauzone: nicht mehr ganz normal, aber auch noch kein Diabetes. In jedem Fall sollten Sie jetzt hellhörig werden – besonders dann, wenn weitere Hinweise auf ein erhöhtes Risiko für Diabetes Typ 2 vorliegen.

Bis der kritische Wert erreicht wird, spricht man von Prädiabetes. Das Risiko, Diabetes zu entwickeln, ist dann hoch. Doch auch, wenn sich Prädiabetes nicht zu Diabetes entwickelt, wirkt er sich auf die Gesundheit aus. Erhöhte Blutzuckerwerte sollten nicht auf die leichte Schulter genommen werden, hilfreich sind eine ausgewogene Ernährung und Bewegung. Als Faustregel gilt: 2–3 Stunden pro Woche intensive Bewegung senken die Insulinresistenz und bewirken, dass die Zellen mehr Zucker aus dem Blut aufnehmen.

Insulin spielt die entscheidende Rolle für einen gesunden Blutzuckerspiegel. Das Hormon wird in der Bauchspeicheldrüse, in den Langerhans-Inseln, gebildet.

Bei Diabetes Typ 1 wird zu wenig Insulin produziert, während die Zellen bei Typ 2 immer weniger auf Insulin reagieren. Insulin dient dazu, in den Zellen jene Türen zu öffnen, durch die Glukose aus dem Blut in sie hineinströmt, um dort der Energiegewinnung zu dienen. Wird von der Bauchspeicheldrüse zu wenig Insulin produziert (Typ 1), verweigern die Zellen den Einlass, die Türen bleiben zu und die Glukose bleibt im Blut. Als Folge steigt der Blutzuckerwert auf äußerst ungesunde Werte. Bei Typ 2 wird zunächst noch genügend Insulin produziert, allerdings fehlen die Schlösser in den Zelltüren, das Insulin kann folglich die Zellen nicht öffnen und der Glukose keinen Einlass gewähren. Das Ergebnis ist wiederum ein zu hoher Blutzuckerspiegel. Ob zu wenig davon gebildet wird wie bei Diabetes Typ 1, oder ob die Zellen resistent dagegen sind wie bei Typ 2 – Insulin ist der entscheidende Stoff für einen gesunden Blutzuckerspiegel.

Diabetes-Medikamente reduzieren mit Kollagen

Kollagen leistet wirkungsvolle Unterstützung bei Diabetes mellitus, sowohl zur Vorbeugung als auch bei der Behandlung. Studien wie die doppelblinde, randomisierte indische Studie von 2018 belegen, dass sich Kollagenpeptide (Kollagenhydrolysat) positiv auf den Blutzuckerspiegel auswirken. Bei der abschließenden Überprüfung waren der Nüchternblutzucker und das glykolisierte Hämoglobin bei den Teilnehmern der Kollagengruppe deutlich gesunken und wieder im Normalbereich. Die Messung des glykolisierten Hämoglobins ergibt den HbA1c-Wert, dies ist ein wichtiger Messwert, an dem man erkennen kann, ob der Blutzucker in den vergangenen 6–12 Wochen dauerhaft erhöht war. Auch die Insulinresistenz hatte sich im Vergleich zur Placebogruppe sehr verbessert. Die Wissenschaftler sehen in Kollagen ein wertvolles Mittel, mit dessen Hilfe auch die Einnahme von Diabetesmedikamenten reduziert werden kann.[97]

Ein Jahr zuvor hatten chinesische Wissenschaftler die Wirkung von Kollagen bei diabetischen Ratten getestet. Für die Untersuchung wurde Meereskollagen verwendet. Auch hier hatten sich der Zuckerstoffwechsel und die Insulinresistenz deutlich verbessert. Die Forscher gehen davon aus, dass die positiven Wirkungen von Kollagen auf den oxidativen Stress, Entzündungen sowie weitere Diabetes-Parameter wie der Glukosetransporter GLUT4 eine Rolle spielen.[98]

Eine weitere Studie aus dem Jahr 2010 befasste sich mit Diabetes-Typ-2-Patienten, die außerdem an primärem Bluthochdruck litten, dessen Ursachen nicht bekannt sind. In der Kollagengruppe hatten sich alle wichtigen Werte gegenüber der Placebogruppe deutlich verbessert: der Nüchternblutzucker, der Blutdruck, die Blutfette und das Gesamtcholesterin waren gesunken, das HDL-Cholesterin, bestimmte Entzündungswerte und die Insulinsensitivität hatten dagegen zugenommen.[99]

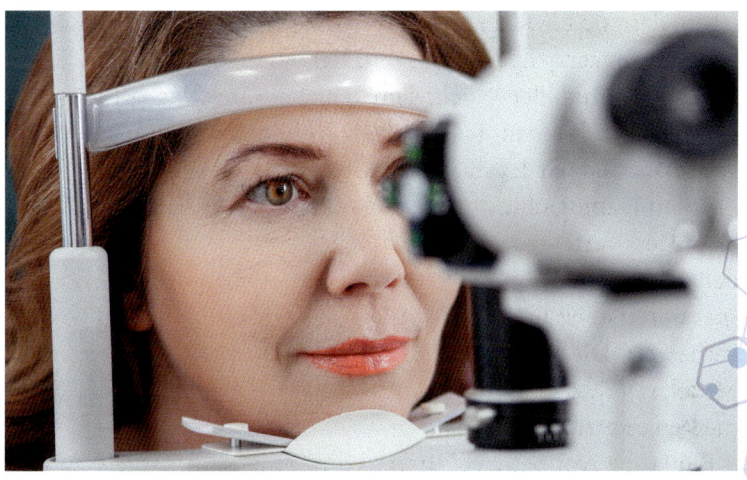

Auch die Augen brauchen Kollagen

Kollagenfasern stützen und stabilisieren das Auge und erhalten seine Form. Wenn das Kollagen im Körper abnimmt, bekommen das auch die Augen zu spüren. So mancher stellt plötzlich fest, dass er beim Hin- und Herbewegen der Augen Flusen oder kleine Punkte sieht, die vor den Augen wie »Fischlein« schwimmen (auch bekannt als *Mouches volantes* oder Glaskörperflocken). Sie sind in der Regel ungefährlich, können aber die Sicht irritieren. *Mouches volantes* – wörtlich: fliegende Mücken – sind Trübungen des Glaskörpers, die Schatten auf die Netzhaut werfen und nach außen projiziert werden. Der Glaskörper ist der Teil des Auges, der das Innere ausfüllt und seine runde Form erhält. Er besteht aus einer gelartigen Masse, die sich zu 98 Prozent aus Wasser und zu etwa 2 Prozent aus Hyaluronsäure und einem stabilisierenden Netz aus Kollagenfasern zusammensetzt. Die Hyaluronsäure wirkt wie ein Kleber, der die Kollagenfasern voneinander trennt oder sie zusammenhält, je nach Bedarf. Hyaluronsäure und Kollagenfasern binden gemeinsam das Wasser. In dieser Fasersubstanz gibt es keine Blutgefäße oder Nerven, sodass sie eine hohe Transparenz hat, durch die man hindurchsehen kann.

Sinkt nun im Laufe der Jahre der Kollagenanteil im Auge, wird der Glaskörper weniger stabil, und es entstehen die beschriebenen Trübungen, die vor den Augen schweben. Auf die Sehschärfe haben die *Mouches volantes* keinen Einfluss. Ernst wird es erst, wenn die Kollagenfasern degenerieren und der Glaskörper zu schrumpfen und sich zu verflüssigen beginnt. Schließlich hebt er sich von der Netzhaut ab. Dann treten immer mehr *Mouches volantes* und plötzliche Lichtblitze auf. Bei den meisten Menschen bleibt es bei einigen »Fischlein« oder »Mücken«. Die Menge nimmt zu, je mehr Kollagen verloren geht. Eine Glaskörperablösung kann altersbedingt auftreten, häufig spielen aber auch andere Faktoren eine Rolle wie Augenoperationen oder Augenerkrankungen. Die einfachste und natürlichste Form, die Augen frei von den fliegenden Mücken zu halten, besteht darin, den Körper reichlich mit Kollagen zu versorgen. Kollagen hält die Augen stabil und verringert das Risiko, Augenprobleme als Folge chirurgischer Eingriffe zu entwickeln.

Statt einer risikoreichen medizinischen Behandlung der *Mouches volantes* raten Ärzte meist dazu, sie zu ignorieren. Mit etwas Geduld können Sie jedoch einen sehr guten Erfolg mit der

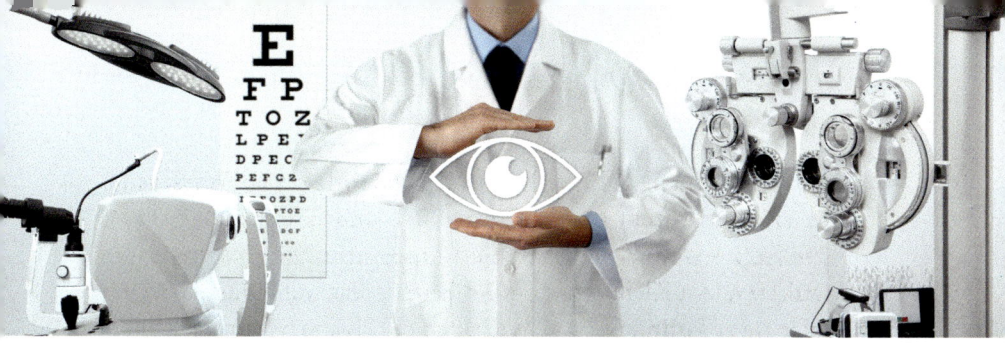

Einnahme von Kollagenhydrolysat erzielen. Anwender berichten, dass die *Mouches volantes* ganz oder fast vollständig verschwanden, nachdem sie längere Zeit Kollagen eingenommen hatten. Der Erfolg kann sich in jedem Alter einstellen, auch bei Menschen über 70, wie ich aus meinem Umkreis berichten kann. Betrachten Sie Kollagen nicht als Kur – Ihr Körper braucht es täglich, und er braucht es ein Leben lang, denn die Ab- und Aufbauprozesse, für die Kollagen benötigt wird, finden tagtäglich statt.

Die Hornhaut ist der gewölbte vordere Teil der Augenhaut. Sie ist durchsichtig, klar und lichtdurchlässig und wird von der Tränenflüssigkeit feucht gehalten. Ihren Namen bekam sie, weil sie aus Horn und damit aus fein verwobenen Kollagenfasern besteht. Die Hornhaut bündelt die eintreffenden Lichtstrahlen und hat deshalb die wichtige Aufgabe, ein Bild auf der Netzhaut zu erzeugen, damit wir sehen können. Eine stabile und gesunde Netzhaut ist wichtig für das Sehen. Sie schützt das Auge und Verletzungen heilen schneller – wenn genügend Kollagen vorhanden ist.

Die Ursachen von Augenerkrankungen wie dem grauen Star (Katarakt) und dem grünen Star (Glaukom) sind zwar auf Ebenen zu suchen, die zunächst nichts mit der Stabilität des Augapfels zu tun haben. Fraglos sind jedoch alle Prozesse, die das Auge gesund und funktionstüchtig erhalten, auch von einer stabilen Augensubstanz abhängig, die durch Kollagen garantiert wird. 2013 untersuchten Wissenschaftler, welche Rolle Kollagen bei der Entwicklung eines Glaukoms spielt. Sie kamen zu dem Schluss, dass die durch Kollagenverlust entstehenden mechanischen Veränderungen im Auge, einer der Auslöser für den grünen Star sein können. Die wichtigste Ursache für Glaukom sahen die Forscher in degenerativen Veränderungen der Kollagenstruktur.[100]

Kollagen für gesunde Bandscheiben

Wie gelingt es, die menschliche Wirbelsäule so flexibel zu machen, dass wir sie bewegen können? Und was schützt sie vor den Stößen, die Aktivitäten wie Gehen, Laufen und Hüpfen unweigerlich auslösen? Es sind die Bandscheiben, die zwischen zwei Wirbeln liegen. Durch ihren gallertartigen Kern verhindern sie, dass die knöchernen Wirbel direkt aufeinandertreffen, sich aneinander reiben oder sich verhaken. Bandscheiben sind Stoßdämpfer, die wir nicht wahrnehmen, solange sie funktionieren. Bei zu hoher Belastung, durch Stress und durch den altersbedingten Rückgang der Kollagenproduktion

kann sich ein Bandscheibenschaden bis hin zum Bandscheiben-
vorfall entwickeln. Die 23 Bandscheiben entlang der Wirbelsäule sind unterschiedlich groß. Sie setzen sich aus einem äußeren
Faserring, dem *Annulus fibrosus*, und dem inneren gelartigen
Kern, dem *Nucleus pulposus*, zusammen. Der Kern besteht zu
80–85 Prozent aus Wasser, was ihn wie ein Wasserkissen zum
idealen Puffer macht. Kreuz- und Steißbein sind verknöchert und
kommen ohne Bandscheiben aus, auch in der Halswirbelsäule
gibt es Bereiche ohne sie. Insgesamt machen die Bandscheiben
etwa ein Viertel der Gesamthöhe der Wirbelsäule aus. Das ist
der Grund, weshalb ältere Menschen »schrumpfen« – ihre Bandscheiben nehmen ab und verlieren an Höhe.

Gesunde Bandscheiben haben einen hohen Kollagenanteil, der
für ihre Stabilität und Flexibilität unerlässlich ist. Alternde oder
überlastete Bandscheiben brauchen daher dringend kollagenaufbauende Substanzen – reichlich Aminosäuren, Vitamin C und
Kollagenpeptide (Kollagenhydrolysat), die den Aufbau und die Regeneration effektiv unterstützen und helfen, Schäden vorzubeugen.

2004 erschien eine Studie zur Verbindung von Kollagen Typ 2
und Bandscheibendegeneration. Die in *Arthritis and Rheuma-
tology* publizierte Untersuchung hatte sich mit der Verbindung
zwischen degenerierenden Bandscheiben und dem Kollagenabbau bei Frauen nach der Menopause befasst. Die Studie fand im
Rahmen der OFELY-Studie statt, einer Langzeitstudie zu Knochendichte und Knochenbrüchen, die 2014 in *The Journal of
Clinical Endocrinology & Metabolism* veröffentlicht wurde. Das
Ergebnis zeigte deutlich, dass der sinkende Kollagenanteil in

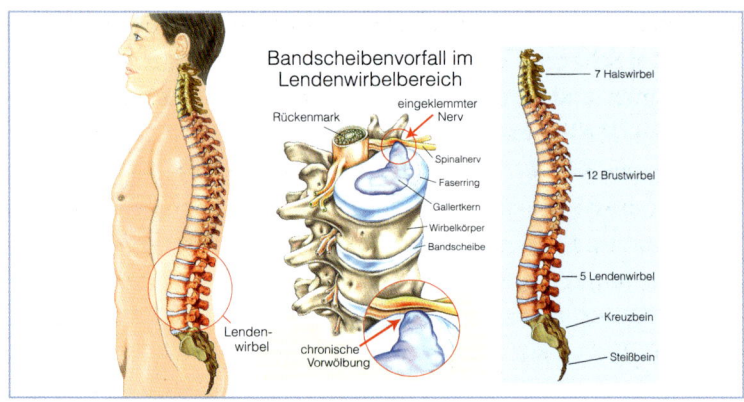

den Bandscheiben der Lendenwirbelsäule Schäden auslöst.[101] Die Beziehung zwischen Kollagen und gesunden oder geschädigten Bandscheiben beziehungsweise dem Rückgang der Bandscheibensubstanz wurde in weiteren Studien, etwa 1976[102] und 2009[103], bestätigt.

Kollagen für ein starkes Immunsystem und bei chronischen Entzündungen

Wir verdanken unserem Immunsystem unser Überleben. Permanent kommen wir mit Bakterien, Viren und Pilzen in Berührung, eine große Zahl lebt in und auf uns. Auf der Haut, im Darm – es wimmelt von Bakterien und Viren, die sich größtenteils um unsere Gesundheit kümmern. Nicht alle sind »freundlich« und müssen, ebenso wie Parasiten, abgewehrt werden. Hinzu kommen all die vielen Schadstoffe, die wir täglich einatmen, durch Berührung aufnehmen, und die über Nahrung und Wasser sowie durch Chemikalien, Medikamente usw. in unseren Körper gelangen. Auch in unserem Körper selbst entstehen permanent Substanzen, die das Immunsystem unschädlich machen und entsorgen muss wie Zellschutt und entartete Zellen, die ganz natürlich im Verlauf der Stoffwechselprozesse entstehen. Es sind zahllose, unterschiedliche Aufgaben, die dieses ausgeklügelte Schutzsystem unaufhörlich erfüllt. In einem »Vielfrontenkrieg« kann sich die Körperabwehr erschöpfen und die Immunleistung geht in dem einen oder anderen Bereich zurück. Das Immunsystem muss außerdem zwischen fremden Substanzen und körpereigenem Material unterscheiden. Das ist nicht immer der Fall – bei einer Autoimmunerkrankung gelingt diese Unterscheidung nicht. Die Immunabwehr greift auch Zellen, Gewebe und Organe an, die eigentlich durch sie geschützt werden sollte. Wir sollten also alles für ein gesundes und leistungsfähiges Immunsystem tun, damit es optimal reagieren kann – beziehungsweise alles vermeiden, was ihm schadet. Zu einem intakten Immunsystem gehört ein intakter Darm, denn dort befinden sich rund 70 Prozent aller Abwehrzellen im Körper. In der Medizin wird dieser

umfangreiche Teil des Immunsystems GALT genannt, das darmassoziierte Immunsystem (*gut-associated lymphoid tissue,*
darmassoziiertes lymphatisches Gewebe). GALT befindet sich in
der Darmschleimhaut. Es kann also nur so gut funktionieren, wie
die Darmschleimhaut es zulässt. Ernährungsfehler, Erkrankungen, Medikamente, Schadstoffbelastung und Stress beinträchti-
gen die Darmflora und führen zu einer Fehlbesiedelung im Darm.
Das schädigt die Darmschleimhaut und mit der Zeit verliert sie
ihre gesundheitserhaltende Kraft. Schließlich entsteht ein krankhaft durchlässiger Darm (Leaky Gut). GALT ist ein geniales System, das Abwehrzellen gegen Schädlinge produziert, während es
gleichzeitig Nährstoffe und die gesunde Mikroflora im Darm to-
leriert – es muss also zwischen Freund und Feind unterscheiden
können. Wie Sie bereits im Kapitel »Warum Ihr Darm Kollagen
liebt« gelesen haben, baut Kollagen die Darmschleimhaut auf und
hält sie gesund. Fehlt Kollagen, sinkt die Stabilität und Funkti-
onstüchtigkeit der Darmschleimhaut, was sich auf die Immunabwehr auswirkt. Kurz gesagt: Alles, was den Darm stärkt, nützt
auch dem Immunsystem!

Hühnersuppe ist bekanntlich nicht nur für die Seele gut, sondern
auch bei Halsweh, Schnupfen und Grippe. Das Geheimnis ihrer
Wirkung ist das Kollagen, das aus den Hühnerknochen, Knor-
peln und der Haut herausgekocht wird. Genau genommen sind es
die Aminosäuren, die in die Brühe übergehen, vor allem Glycin,
Prolin und Glutamin. Die Forschung hat gezeigt, dass Glycin[104,105,]
Prolin[106] und Glutamin[107,108] Entzündungen bekämpfen und die
Darmschleimhaut aufbauen. Glycin, Prolin und Glutamin helfen,

Zellen zu reparieren und regen die Produktion von Immunzellen an. Die Immunabwehr kann so schneller und effektiver reagieren und Krankheiten abwehren. All das stärkt die Verdauung und ist eine ausgezeichnete Voraussetzung für die Gesundheit.

Außer diesen drei enthält Kollagen noch weitere, immunstärkende Aminosäuren, vor allem Lysin und Arginin. Hühnerbrühe, aber auch andere Brühen wie Rinderbrühe, bei denen Knochen ausgekocht werden, sind eine ausgezeichnete Form, sich mit Kollagen zu versorgen, ebenso Hähnchenhaut und Sardinen. Da es in der Praxis aufwendig ist, täglich eine solche Brühe zu trinken und man ja auch nicht täglich Nahrungsmittel wie Hähnchen mit Haut oder Sardinen isst, bietet sich Kollagenhydrolysat als ideale Variante an.

Kollagen unterstützt die Entgiftung

Permanent nehmen wir Schadstoffe und Umweltgifte wie Schwermetalle und chemische Stoffe auf, die ebenfalls laufend entsorgt werden müssen. Unser Körper verfügt über ein ausgeklügeltes System aus Entgiftungsorganen wie den Verdauungstrakt, die Nieren, die Leber und die Haut. Den größten Teil der Arbeit erledigt die Leber. Wenn sie gesund ist und gut funktioniert, sind wir in der Lage, den Ansturm an schädlichen Stoffen zu entsorgen. Ist die Leber jedoch mit zu vielen Giften überlastet oder durch Stress oder eine Erkrankung in ihrer Funktion eingeschränkt, leidet der gesamte Körper. Die Folgen sind Erschöpfung, schlechte Verdauung, Völlegefühl, stärkere Infektanfälligkeit, Stimmungsschwankungen, Allergien, Nahrungsmittelunverträglichkeiten, eine belegte Zunge, Rückenschmerzen, juckende Haut und mehr. Die Schadstoffe bleiben im Körper und richten immer mehr Schaden an. Es ist so, als würde die Müllabfuhr immer weniger vom anfallenden Müll mitnehmen – eine wenig angenehme Vorstellung! Kollagen stärkt die Leberzellen durch seine verschiedenen Aminosäuren. Vor allem der Kollagenbestandteil Glycin wirkt sich nachweislich positiv auf die Leberfunktion aus, denn Glycin ist an der Produktion von Gallensalzen beteiligt. Galle ist der Hauptstoff, mit dessen Hilfe die Leber Schadstoffe aus dem Körper entsorgt. Für die Leber ist Glycin ein wichtiger Bestandteil der Entgiftungsphase II.[109] Auch Glutamin kurbelt die Entgiftung an, als Stickstofftransporter ist es an der Ausleitung von toxischem Ammoniak beteiligt. Außerdem bauen Glutamin, Cystein und Glycin zusammen Glutathion auf, das stark entgiftend wirkt und die Zellen vor freien Radikalen schützt. Eine gut funktionierende Leber ist eine der wichtigsten Voraussetzungen, um gesund und jugendlich zu bleiben. Auch hier zeigt sich die Anti-Aging-Wirkung von Kollagen.

Besser schlafen mit Kollagen

Das Multitalent Kollagen kann auch etwas für guten Schlaf tun. Humanstudien haben gezeigt, dass 3 Gramm Glycin, vor dem Zubettgehen eingenommen, die Qualität des Schlafs verbessern. Diese Menge ist in einem leicht gehäuften Esslöffel Kollagenhydrolysat enthalten.[110] Die Wirkung von Glycin ist leicht und angenehm, nicht schwer wie bei manchen anderen schlaffördernden Mitteln. Glycin senkt die Körpertemperatur und verringert vermutlich auch die Muskelaktivität während des REM-Schlafs. Damit greift Glycin nur einen natürlichen Mechanismus auf, denn die Körpertemperatur sinkt ab, wenn wir einschlafen und fällt im Schlaf weiter. Außerdem erhöht Glycin den Serotoninspiegel, ohne den Dopaminspiegel zu senken. Das wirkt sich positiv auf das Wohlbefinden aus und hilft, den natürlichen Tag-Nacht-Rhythmus aufrechtzuerhalten und besser zu schlafen.[111] Kollagenhydrolysat am Abend eingenommen oder eine Tasse Knochenbrühe vor dem Schlafen konsumiert, können helfen, leichter einzuschlafen.

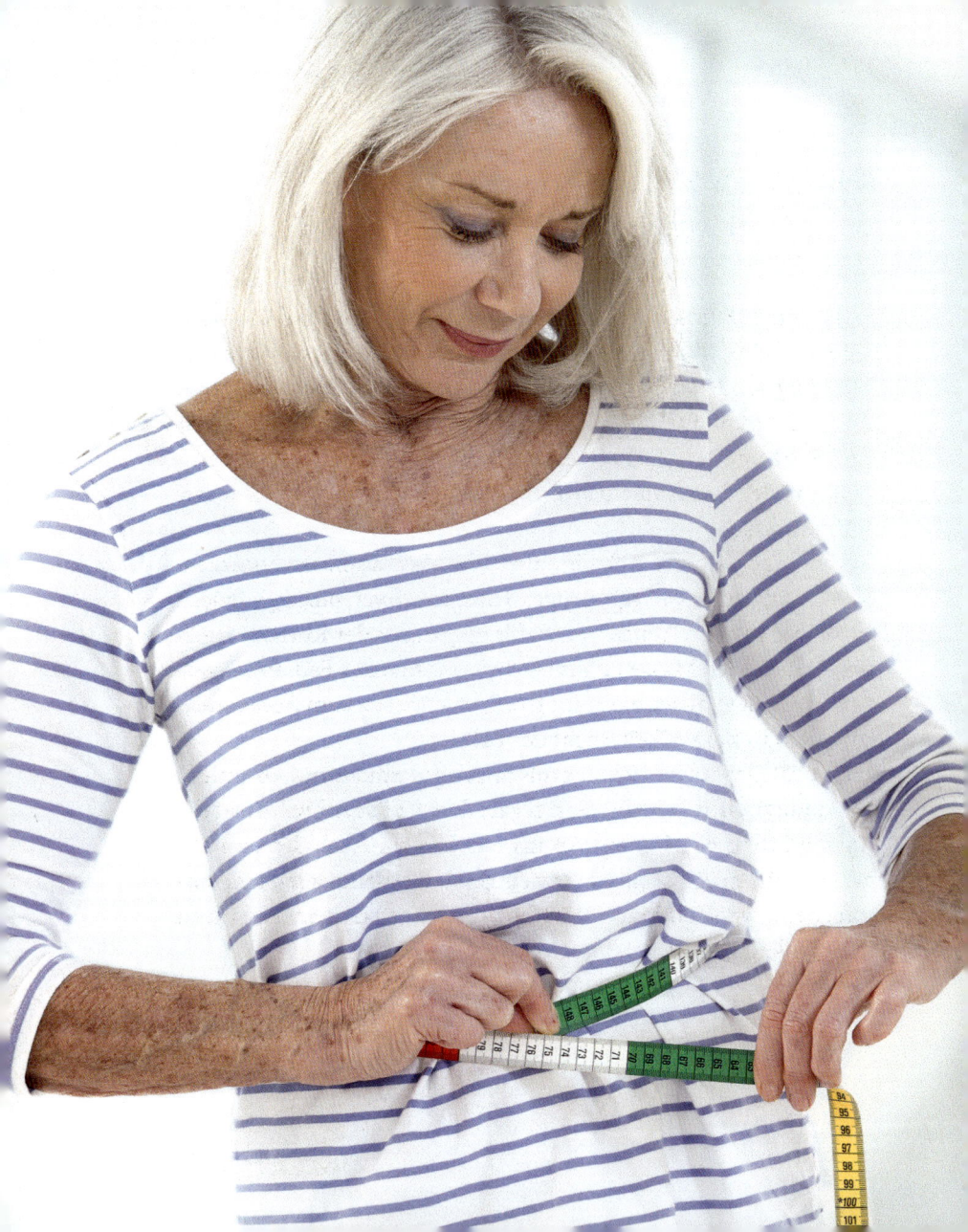

Schlank mit Kollagen: Das Protein kann den Appetit zügeln

Es ist durch Studien belegt: Kollageneiweiß sättigt mehr als andere Proteine. Zahlreiche Untersuchungen haben sich mit der Wirkung von Proteinen auf den Appetit und das Gewicht befasst, unter anderem auch von Molke- und Sojaeiweiß. Kollagen war der Spitzenreiter. Seine besondere Aminosäurenkombination unterdrückt den Appetit und fördert die Entwicklung magerer Körpermasse.

Abnehmen ist selten leicht, aber Kollagen kann unterstützen. Nicht nur, weil es hilft, weniger Hunger zu verspüren, sondern auch, weil es beim Abnehmen dafür sorgt, dass der Körper an den richtigen Stellen Masse verliert – dort, wo sich das Fett angelagert hat. Außerdem bleibt die Haut straff, was bei starkem Abnehmen, vor allem in kurzer Zeit, nicht der Fall ist.[112]

Eine 2010 veröffentlichte, groß angelegte Studie mit korpulenten, diabetischen Teilnehmern ergab, dass Kollagenhydrolysat die Ausschüttung von Hormonen ins Blut anregt. Nach der Einnahme verspürten die Teilnehmer weniger Appetit und aßen dementsprechend weniger. Diese Wirkung hilft, mit starkem Verlangen nach Süßen umzugehen.[113]

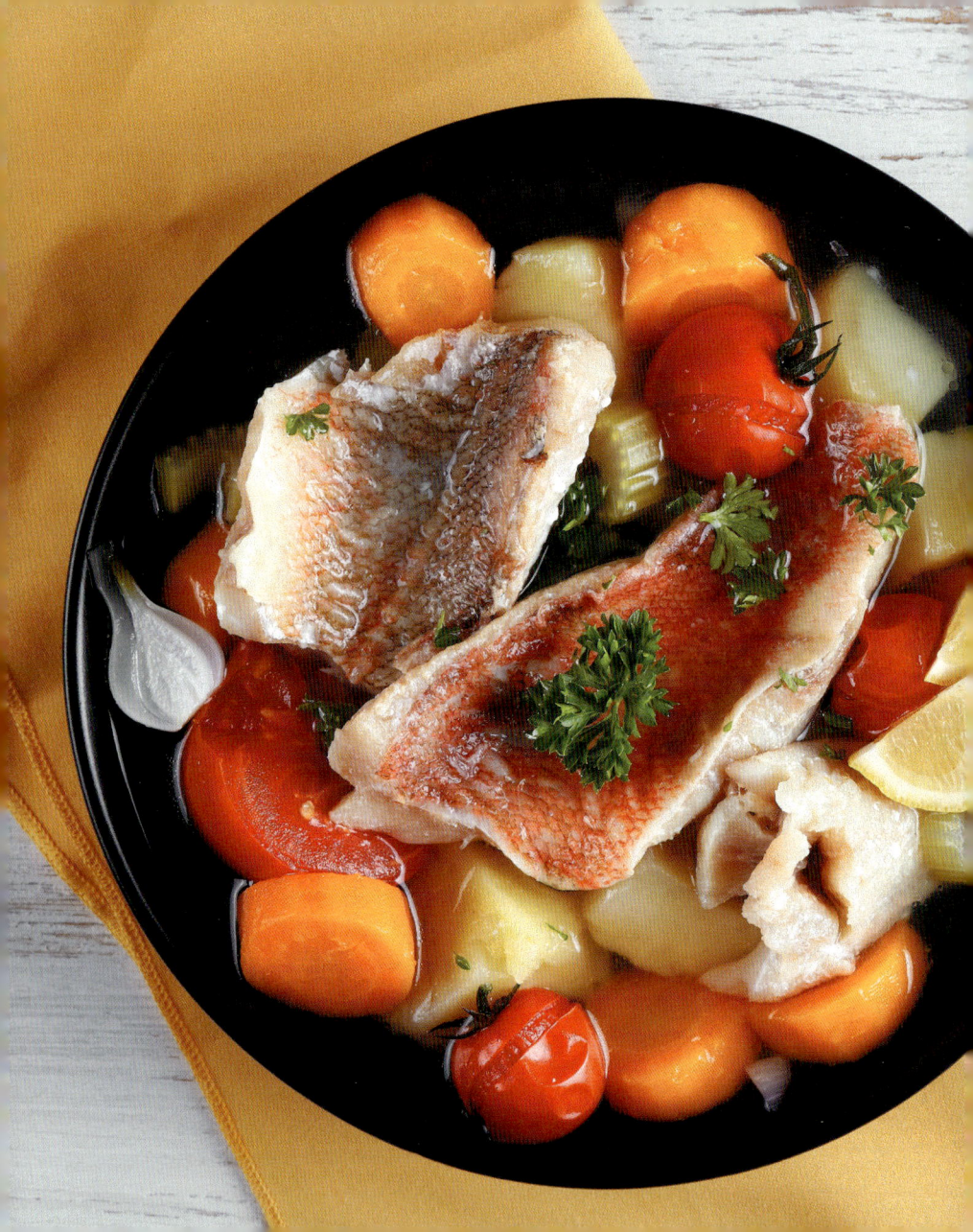

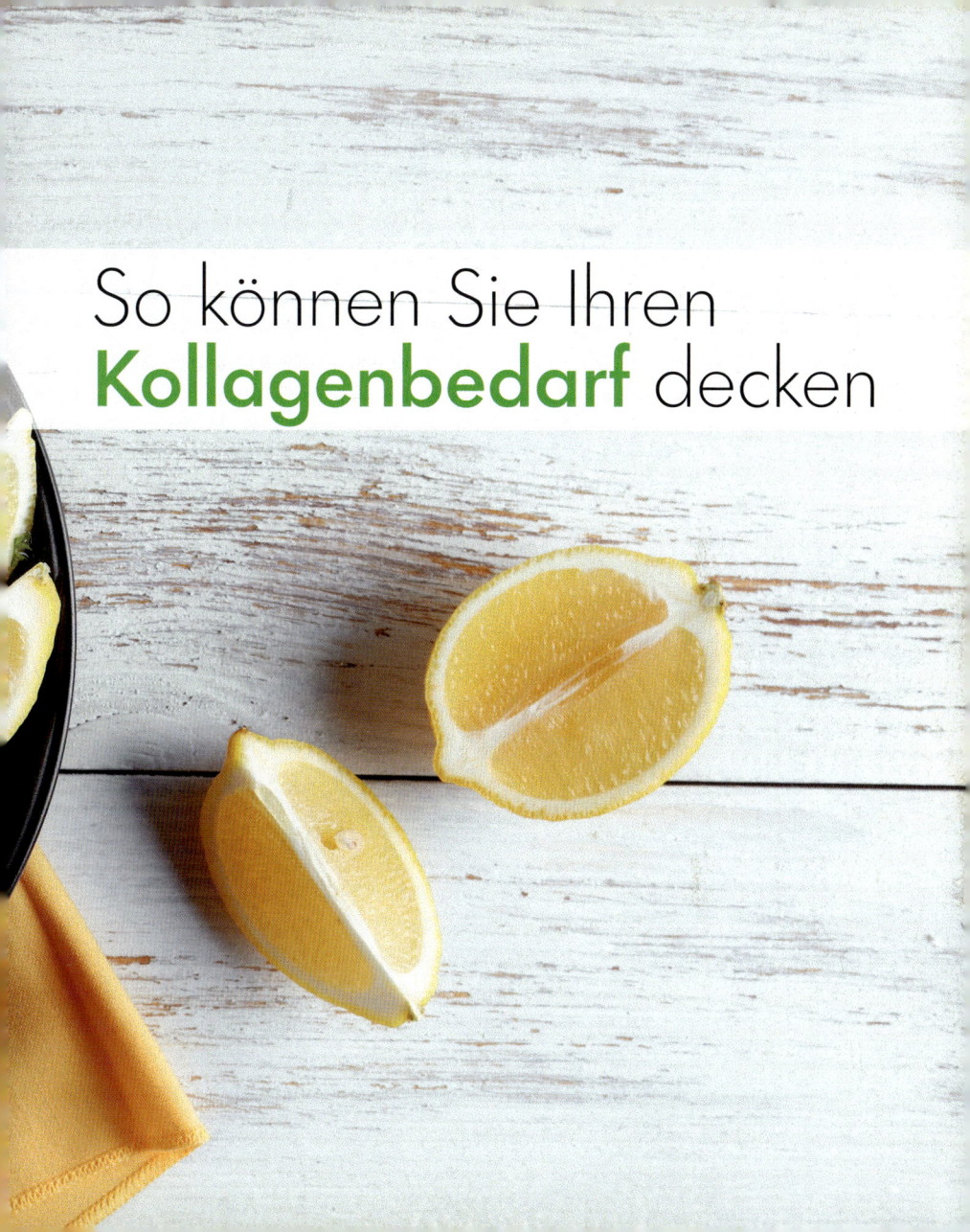

So können Sie Ihren
Kollagenbedarf decken

So können Sie Ihren Kollagenbedarf decken

Gestalten Sie Ihre Ernährung kollagenreich

Unsere Ernährungsgewohnheiten haben sich verändert. Viele Menschen wollen nur mageres Fleisch und schneiden Fettstellen heraus, weil sie davon ausgehen, dass Fett ungesund ist und sie an Gewicht zunehmen lässt. Die Haut von Huhn und Fisch wird häufig entfernt und den »Glibber«, der an Knochen haftet, mag man schon gar nicht. Es sind aber genau diese Teile des Tieres, die Kollagen enthalten. Die für den Kollagenaufbau wichtigen Aminosäuren Prolin, Glycin und Lysin, die auch einzeln große Wirkungen haben, sind vor allem in vollfetten Lebensmitteln enthalten. In seinem Buch *The Collagen Diet* berichtet Dr. Josh Axe, dass dass Maktaaq (engl. *Muktuk*) bei den Inuit in Alaska, Kanada und Russland ein Grundnahrungsmittel sei. Das kollagenreiche Maktaaq wird aus Walfischspeck hergestellt. In Europa, Amerika und Asien ist Sülze ein jahrhundertealtes Nahrungsmittel, das die Kollagenversorgung sicherstellt. Ein Comeback hat die Knochenbrühe erlebt, bei der die Knochen zusammen mit unterschiedlichen Gemüsen ausgekocht werden. Rinderknochen, Haut, Sehnen und Knorpel liefern vor allem Kollagen Typ I und III, die den Muskelaufbau fördern und die körpereigene Kollagenproduktion anregen. Kollagen Typ I kommt am häufigsten im

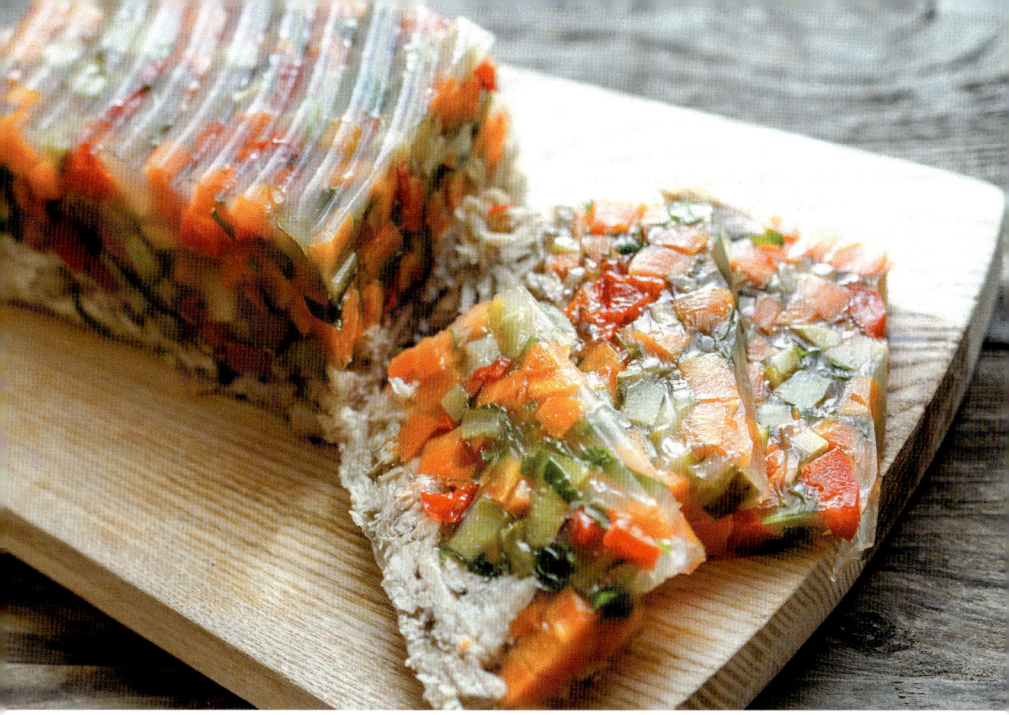

Körper vor und entsprechend viel wird gebraucht. Typ I hat weit-reichende Wirkungen für den Aufbau aller Strukturen im Körper.

Hühnerbrühe aus Knochen, Haut und Knorpeln ist reich an Kollagen Typ II und eignet sich besonders, um Knorpel aufzu-bauen. Außerdem liefert Hühnerbrühe Chondroitinsulfat und Glucosaminsulfat, die beide sehr gut für die Gelenke sind und mit Kollagen zusammenwirken.

Fischbrühe und Fischkollagen aus Skelett und Haut enthalten vor allem Kollagen Typ I und sind leicht verwertbar. Kollagen Typ I leistet überall im Körper Aufbauarbeit, von den Organen über die Blutgefäße bis zum Darm und den Knochen.

Eier haben zwei Membranen, die sich zwischen der Schale und dem Eiweiß befinden und das Ei vor Bakterien schützen. Untersuchungsergebnisse haben gezeigt, dass in den Membranen, aber auch im Eigelb Eiweißkollagene beziehungsweise kollagenaufbauende Aminosäuren wie Prolin enthalten sind. Den Hauptanteil stellt Kollagen Typ I, aber es finden sich auch Spuren von Typ III, IV und X. Außerdem liefern Eier wertvolle Stoffe wie Glucosamin, Chondroitin und Hyaluronsäure.

Lebensmittel, die Kollagen enthalten

- Mark- und Sandknochen, Knorpel, Sehnen von Rind und Schwein
- Beinscheiben von Rind und Schwein
- Hühnerfüße
- Ochsenschwanz
- Hühnerhaut, Schwarte (Schweinehaut), Lachshaut
- Gelatine aus Haut und Knochen von Schwein, Rind und Geflügel (in Aspik, Sülzen, Gummibärchen und auf Obstkuchen)
- Knochenbrühe von Rind, Huhn und Fisch
- Sardinen
- Quallen

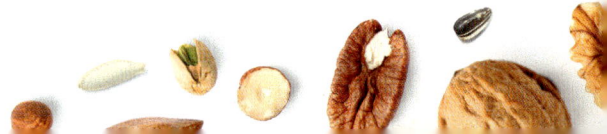

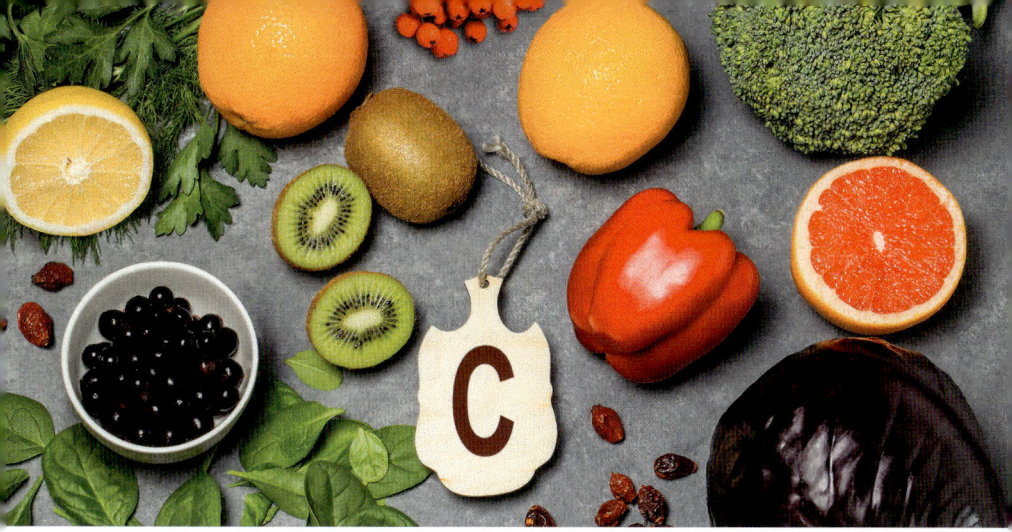

Lebensmittel, die den Kollagenaufbau fördern

- Vitamin-C-reiches Obst wie Zitronen, Orangen, Kiwi und Beeren, grünes Gemüse wie Grünkohl, Spinat, Brokkoli und Rosenkohl, Paprika und Kräuter wie Petersilie. Kochen senkt den Vitamin-C-Gehalt, deshalb macht es Sinn, auch ungekochtes Gemüse zu knabbern.
- Lebensmittel mit einem möglichst vollständigen Aminosäurenprofil wie Fleisch, Fisch und Geflügel, Hülsenfrüchte, Amaranth, Buchweizen, Quinoa und Nüsse sowie Samen wie Chiasamen und Leinsamen bieten die optimale Grundlage für den Aufbau von Proteinen wie Kollagen.
- Nüsse wie Paranüsse, Walnüsse, Haselnüsse und Pflanzenöle wie Olivenöl, Leinöl und Hanföl enthalten Vitamin E, das den Kollagenabbau hemmt.

Kollagenhydrolysat – das optimale Nahrungsergänzungsmittel

Kollagenhydrolysat ist Kollagen, das den Prozess der Hydrolyse durchlaufen hat. Das Kollagen wird dabei in **Peptide** zerlegt und wasserlöslich gemacht. In dieser Form kann es leicht vom Körper aufgenommen werden. Eine andere Bezeichnung für Kollagenhydrolysat ist Kollagenpeptid, wobei es sich hierbei um das gleiche Produkt handelt. Schon ein Löffel Kollagenhydrolysat am Tag bewirkt wahre Wunder – ein wenig Geduld und Zeit vorausgesetzt. Je nach körperlicher Ausgangsverfassung kann es einige Wochen oder Monate dauern, bis sich sichtbare und spürbare Veränderungen einstellen. Ich selbst habe noch nach einem Jahr, nach 2 Jahren und im 3. Jahr Verbesserungen am Bindegewebe, der Haut, den Haaren und der Beweglichkeit festgestellt. Ein Darmtest, bei dem auch der Zonulinwert untersucht wurde, lieferte das erfreuliche Ergebnis einer kerngesunden Darmwand. Das war nicht immer so.

Kollagenhydrolysat löst im Normalfall keine Nebenwirkungen aus. Falls Sie nach der Einnahme ein Völlegefühl oder Blähungen verspüren, sollten Sie die Wassermenge erhöhen, in die Sie das Kollagen einrühren. Die optimale Menge Wasser sollte mindestens ein kleines Glas mit etwa 160 Millilitern, besser ein größeres mit etwa 250–300 Millilitern sein. Probieren Sie aus, welche Menge am besten für Sie passt. Täglich 10 Gramm Kollagenhydrolysat ist ein guter Wert. Das entspricht einem Esslöffel oder zwei Tee-

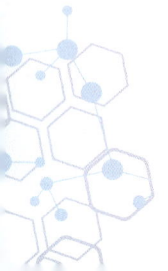

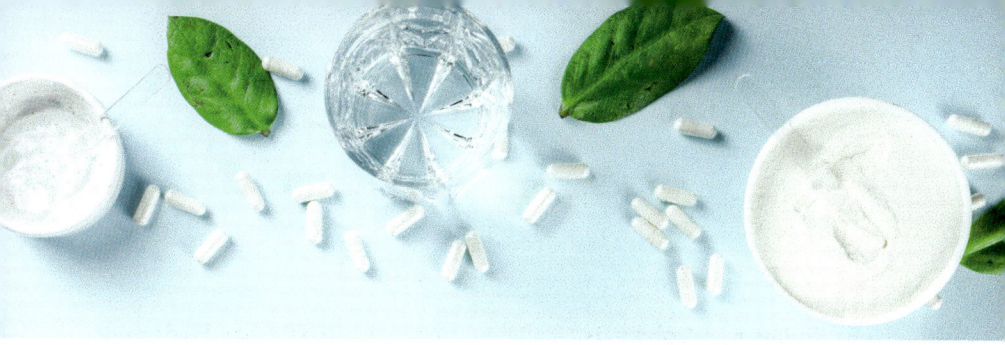

löffeln Pulver. Sollten Sie einen erhöhten Bedarf haben, können Sie mehr nehmen und eventuell später wieder reduzieren. Wie die weiter unten aufgeführten Studien zeigen, kann für Kollagen keine Menge festgelegt werden, die für jeden Menschen und jede Befindlichkeit passt.

Studienergebnisse zur Dosierung

❱ Eine brasilianische Metaanalyse von 2016 kam zu dem Ergebnis, dass 8–12 Gramm täglich das Kollagen im Plasma erhöhen und Beschwerden lindern.[114]

❱ In einer weiteren Studie nahmen Frauen in mittleren Jahren 10 Gramm Kollagenhydrolysat täglich zu sich. Nach nur 9 Wochen hatte die Faltentiefe deutlich abgenommen. Bei der Placebogruppe war das nicht der Fall.[115]

❱ Nur 2,5–5 Gramm genügten, um die Elastizität der Haut bei älteren Frauen zu verbessern.[116]

❱ Bei Kniearthrose (Gelenkverschleiß) setzten die Studienleiter weitaus mehr Kollagen ein: bis zu 40 Gramm täglich über einen Zeitraum von 90 Tagen. Danach konnte das Kniegelenk sehr viel besser gebeugt und gestreckt werden.[117]

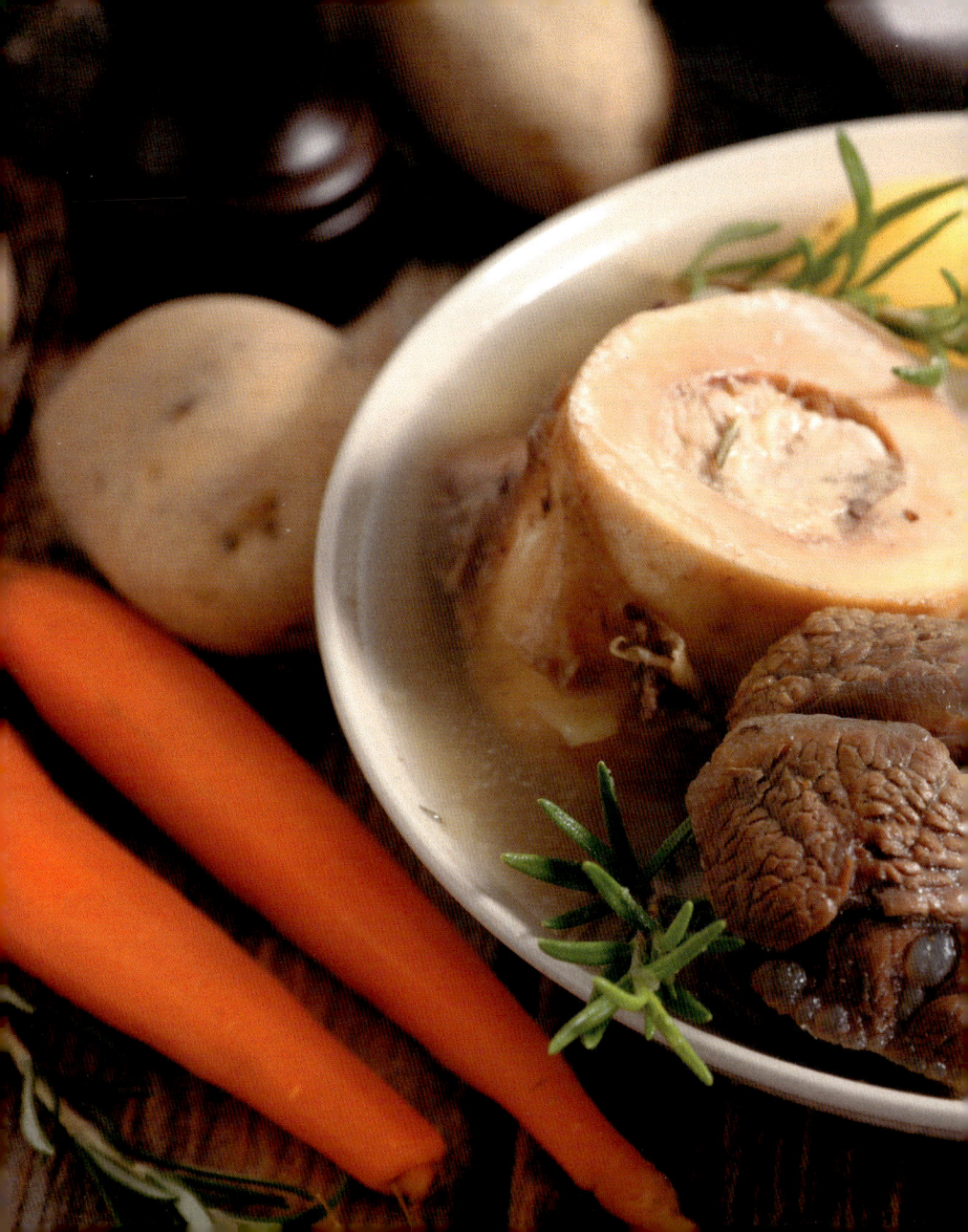

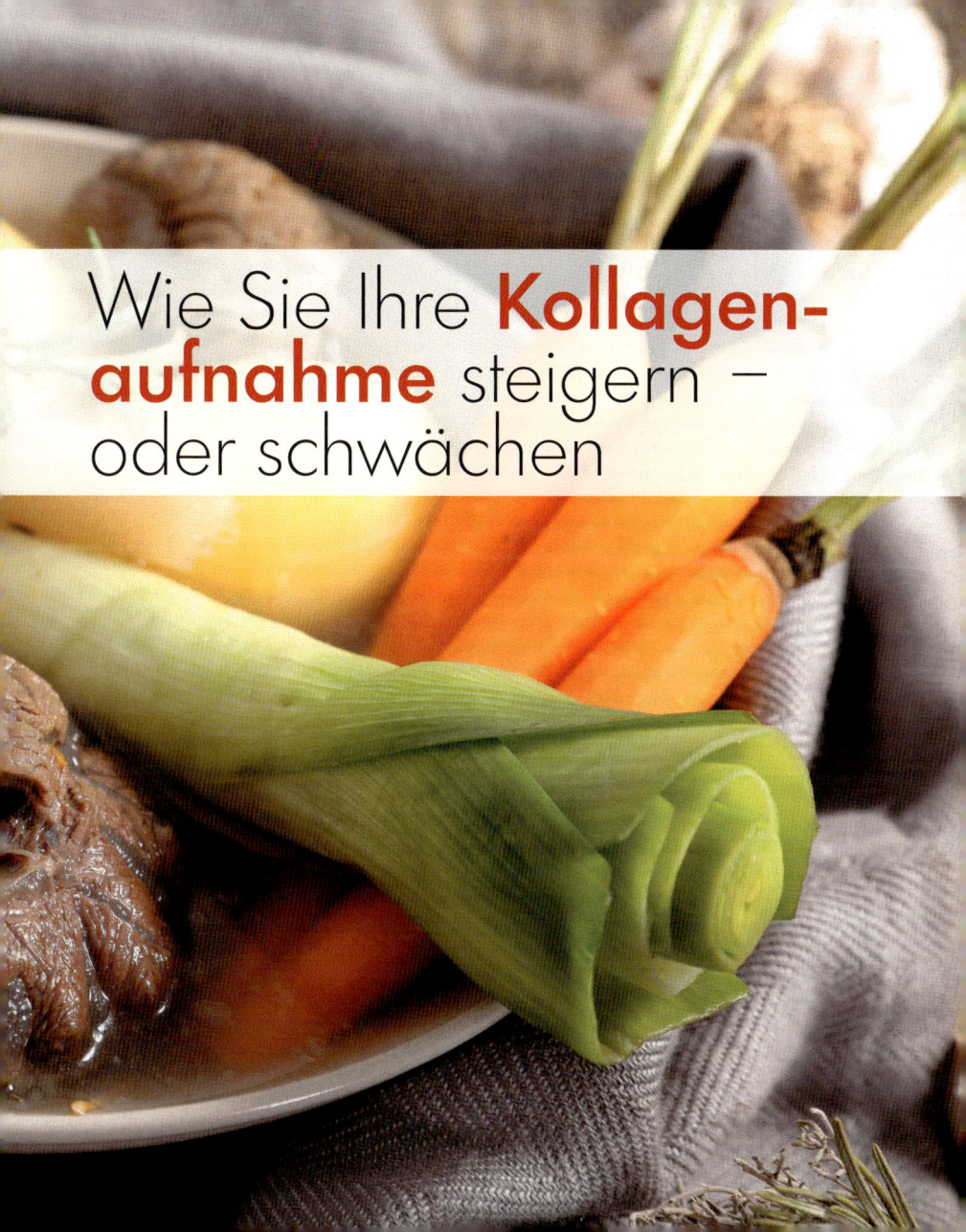

Wie Sie Ihre **Kollagen-aufnahme** steigern – oder schwächen

Wie Sie Ihre Kollagenaufnahme steigern – oder schwächen

Vierzehn Wege, um die Kollagenproduktion zu erhöhen

1. **Kollagen** ist in Tierknochen und Knorpeln, Sehnen, Bändern und der Haut enthalten, deshalb gilt Knochenbrühe inzwischen als Superfood der Extraklasse. Knochenbrühe baut auf und heilt den Darm. Es gibt keine pflanzlichen Kollagenquellen, deshalb sollten Vegetarier und Veganer in Erwägung ziehen, bei Kollagenhydrolysat aus Weiderindern eine Ausnahme zu machen.

2. **Vitamin C:** Sie brauchen unbedingt genügend Vitamin C, damit Ihr Körper Kollagen herstellen kann. Das Vitamin ist nicht nur Voraussetzung dafür, dass Kollagen überhaupt im Körper hergestellt werden kann, es hemmt auch den Kollagenabbau, indem es die Gegenspieler der Kollagenasen aktiviert. Vitamin C ist ein Supervitamin mit zahlreichen Aufgaben, die kein anderer Stoff erfüllen kann. Die Deutsche Gesellschaft für Ernährung (DGE) empfiehlt für Jugendliche ab 15 Jahren und Erwachsene zwischen 90 und 110 Milligramm pro Tag. Noch geringer fällt die offizielle EU-Angabe zur

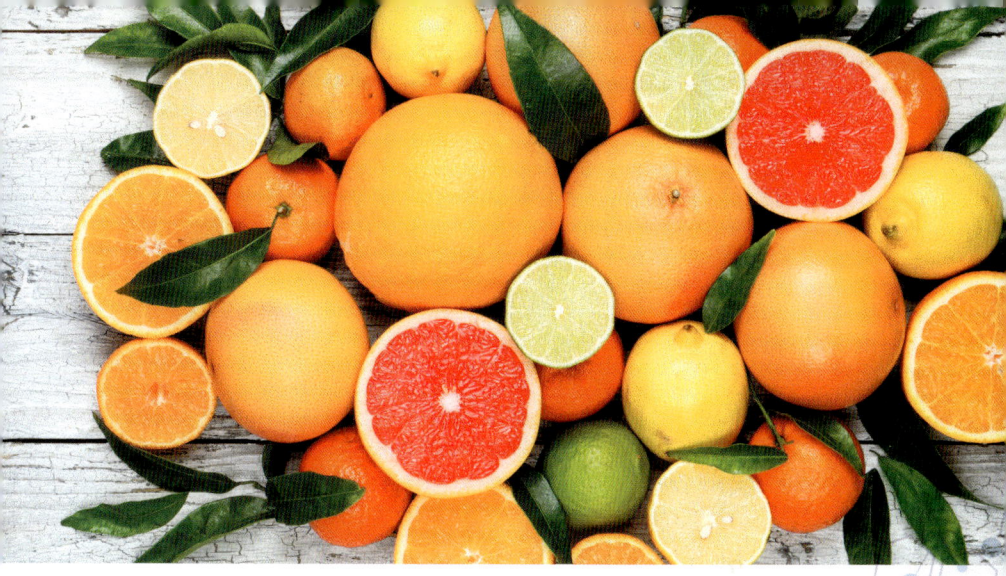

Tagesdosis mit 80 Gramm täglich aus (RDA, *Recommended Daily Allowance*). Angesichts der vielfältigen Aufgaben von Vitamin C im menschlichen Körper sind diese Empfehlungen (auch bei anderen Stoffen wie z. B. Magnesium) sehr gering. Ärzte wie Dr. Thomas Levy, die lange zu Vitamin C geforscht haben, betrachten eine Dosis von 1000 Milligramm pro Tag als notwendig – bei Stress, Krankheit oder Kollagenmangel auch deutlich höher. Liposomales Vitamin C ist eine exzellente Möglichkeit, diese Tagesdosis oder auch höhere Dosen zu erreichen. Eine Kombination aus liposomalem Vitamin C mit frischem Obst und Vitamin-C-haltigen Nahrungsergänzungsmitteln ist ideal, da der Körper dann unterschiedliche Varianten von Vitamin C angeboten bekommt. Besonders reich an Vitamin C sind Acerolakirsche, Amla, Camu Camu, Cranberry und Sanddorn.

3. **Vitamin E** hemmt die Aktivität der Kollagenasen und wirkt dem Abbau von Kollagen entgegen.

4. **Vitamin A (Retinol)** kann die Kollagensynthese erhöhen.

5. **Kupfer** aktiviert Lysyloxidase, ein Enzym, das die Kollagenfasern stabilisiert, indem es Kollagenfasern und Elastin quervernetzt. Dank dieser Quervernetzung kann Kollagen stabile Formen wie zum Beispiel Knochen herstellen. Nüsse und Samen wie Sonnenblumenkerne, Sesamsamen, Kürbiskerne, Paranüsse und Mandeln sind reich an Kupfer, aber auch Getreide, Hülsenfrüchte, Rinderleber und Austern.

6. **Zink** ist ein Cofaktor für die Herstellung von Kollagen. Das bedeutet, Zink aktiviert bestimmte Proteine, die für die Kollagenproduktion unerlässlich sind. Außerdem aktiviert Zink die Kollagenasen, deren Aufgabe es ist, Kollagen abzubauen. Vitamin C und Zink agieren damit unterschiedlich und fördern so ein gesundes Gleichgewicht aus dem Abbau von Kollagen und dem Aufbau frischer Substanz. Am besten kann Zink, das aus Fleisch stammt, von unserem Körper verwertet werden. Das liegt zum einen daran, dass pflanzliche Lebensmittel häufig Substanzen enthalten, die die Zinkaufnahme im Körper hemmen, etwa die Phytinsäure. Außerdem verbessern die Proteine in tierischen Nahrungsmitteln die Zinkaufnahme. Im Zusammenspiel mit Kollagen ist Zink optimal für die Wundheilung.

Kollagen baut Gewebe auf und Zink aktiviert eine Reihe Proteine, die für die Heilung von Wunden wichtig sind. Gute Quellen für Zink sind Rind, Lamm, Huhn, Kichererbsen, Nüsse und Samen wie Cashewkerne, Mohnsamen, Kürbiskerne, Sonnenblumenkerne, Leinsamen, Paranüsse, außerdem Spinat, Pilze und Hülsenfrüchte.

7. **Mangan** ist ein Spurenelement, das für die Produktion von Prolin gebraucht wird. Prolin ist eine der drei wichtigen Aminosäuren in Kollagen. Mangan ist in Vollkornprodukten wie Vollkornhaferflocken und Weizenkeimen, im Vollkornreis, in grünem Blattgemüse wie Spinat, in Hülsenfrüchten, Sojabohnen, Blaubeeren, Nüssen und in schwarzem Tee enthalten.

8. **Lysin:** Die essenzielle Aminosäure spielt eine zentrale Rolle beim Aufbau von Kollagen, zudem hat Lysin zahlreiche sehr wichtige Aufgaben. Es regt das **Knochenwachstum** und die Zellteilung an, unterstützt den Fettstoffwechsel und wird im Immunsystem gebraucht, vor allem um Viren zu bekämpfen.

9. **Kieselsäure,** die wasserlösliche Form von Silizium, ist für die Bildung von Bindegewebsfasern wichtig. Sie unter-

stützt die Aktivität des Enzyms Prolyl-Hydroxylase, das eine wichtige Rolle in der Kollagensynthese spielt. Hafer, Gerste und Hirse, Brennnessel und Ackerschachtelhalm sind reich an Kieselsäure.

10. **Vitamin B$_3$ (Niacin)** ist ein Vorläufer des Coenzyms NAD und seiner reduzierten Form NADH, das die Kollagensynthese unterstützt.

11. **Ginseng**[118,119] und **Aloe vera**[120] regen die Kollagenproduktion an. Schwefelhaltige Nahrungsmittel wie **Knoblauch** und **Schnittlauch** steigern ebenfalls die Kollagenproduktion.

12. **Hyaluronsäure** unterstützt die Kollagenbildung in der Haut.

13. **Omega-3-Fettsäuren** schützen das Kollagen in Haut und Körper vor Oxidation. Eine ausgezeichnete Quelle für Omega 3 ist Krillöl. Die Omega-3-Fettsäuren sind an Phospholipide gebunden und werden daher besonders leicht in die Zellen aufgenommen. Zusätzlich enthält Krillöl den starken Radikalfänger Astaxanthin.

14. **Xylit** erhöht die Kollagenproduktion. Zu diesem Ergebnis kam eine 2005 im Fachmagazin *Gerontology* veröffentlichte Tierstudie. Nachdem die Tiere 20 Monate lang Xylit erhalten hatten, war die Neuproduktion von Kollagen messbar angestiegen.[121]

Vierzehn Faktoren, die die Kollagenmenge im Körper senken

Kollagen nimmt mit den Lebensjahren ab, und diese Abnahme beginnt bereits, wenn wir auf die 30 zugehen, also ziemlich früh. Dieser Prozess wird allerdings durch eine Reihe von Umständen wie Lebensgewohnheiten, Ernährung und Erkrankungen verstärkt. Auf die meisten haben wir Einfluss, wenn wir bereit sind, darauf zu achten, und in den meisten Fällen wirkt sich eine zusätzliche Gabe von Kollagen positiv aus.

1. Ein Mangel an Aminosäuren wie Lysin, Glycin und Prolin.

2. Ein Mangel an Vitamin C.

3. Ein Mangel an Zink.

4. Probleme mit der Darmgesundheit: eine gestörte Darmflora und eine kranke Darmschleimhaut bis hin zum Leaky Gut (dem »lecken Darm«), Durchfall und Verstopfung schränken die Aufnahme der wichtigen Nährstoffe ein und verringern die Produktion von Kollagen.

5. Hormonstörungen, vor allem bei der Produktion von DHEA, Östrogen, Testosteron, Progesteron und Pregnenolon, einem Hormon, das Ausgangsstoff für die meisten Steroidhormone ist und als Botenstoff im Gehirn (Neurotransmitter) wirkt.

6. Hoher Zucker- und Kohlenhydratkonsum erhöhen die Bildung von AGEs (Advanced Glycation Endproducts). AGEs können nicht verstoffwechselt werden. Sie zerstören umliegende Proteine wie Kollagen und kurbeln die Zellalterung an.

7. Rauchen, Luftverschmutzung, WLAN und Strahlung schaden den Kollagenfasern und erschweren die Produktion.

8. Alkohol in größeren Mengen schadet der Leber, zieht die Feuchtigkeit aus der Haut und produziert hautschädigende Substanzen.

9. Größere Mengen an Koffein können die Kollagensynthese negativ beeinflussen.

10. Starke Sonneneinwirkung erzeugt Lichtschäden in der Haut, die die Kollagensynthese verhindern.

11. Schlafmangel führt zur vermehrten Bildung von Stresshormonen, die den Kollagenabbau beschleunigen.

12. Bei Stress und traumatischen Erfahrungen wird vermehrt Cortisol ausgeschüttet. Wenn viel Cortisol im Körper zirkuliert, wird Kollagen schneller abgebaut, der Knochenaufbau geht langsamer voran und die Knochendichte sinkt.

13. Bei bestimmten Autoimmunerkrankungen, den Kollagenosen, werden Antikörper gebildet, die Kollagen angreifen und zerstören. Zu den Kollagenosen zählen systemischer Lupus erythematodes (SLE), Polymyositis und Dermatomyositis, das Sjögren-Syndrom, systemische Sklerose und das Sharp-Syndrom.

14. Genetisch bedingte Fehlfunktionen wie die Osteogenesis imperfecta (Glasknochenkrankheit) und das Ehlers-Danlos-Syndrom (EDS).

Bibliografie

Axe, Dr. Josh: *The Collagen Diet – A 28-Day Plan for Sustained Weight Loss, Glowing Skin, Great Gut Health and a Younger You.* London 2020.

Hamann, Brigitte: *Magnesiumöl – Das Wundermineral einfach & effektiv über die Haut aufnehmen.* Rottenburg 2016.

Hamann, Brigitte: *Aminosäuren – Dank revolutionärer wissenschaftlicher Erkenntnisse neue Vitalität gewinnen, besser schlafen, langsamer altern und Krankheiten vorbeugen.* Rottenburg 2018.

Dean, Dr. Carolyn: *Magnesium – Das Wundermineral als Schlüssel für Ihre Gesundheit.* Rottenburg 2016.

Levy, Dr. Thomas E.: *Heilung des Unheilbaren – Vitamin C: Die Wunderwaffe der Natur, die selbst »unheilbare« Krankheiten heilt.* Rottenburg 2015.

Levy. Dr. Thomas E.: *Superheilmittel Vitamin C – Überzeugende Studien belegen, dass hochdosierte Gaben von Vitamin C vor Erkrankungen schützen und diese heilen können.* Rottenburg 2017.

Von Eschbach, Constanze: *Die magische Knochenbrühe.* Rottenburg 2016

Whitney E.N., Cataldo C.B., Rolfes S.R.: *Understanding Normal and Clinical Nutrition.* 6. Auflage, Belmont, CA, 2002

Anmerkungen

1   Masic A, Bertinetti L, Schuetz R, et al.: »Osmotic pressure induced tensile forces in tendon collagen«. *Nat Comm*, 22. Januar 2015; 6: 5942.

2   Li P und Wu G: »Roles of Dietary Glycine, Proline, and Hydroxyproline in Collagen Synthesis and Animal Growth«. *Amino Acids*, Januar 2018; 50(1): 29–38.

3   Oshima S, Shiiya S und Nakamura Y: »Combined Supplementation with Glycine and Tryptophan Reduces Purine-Induced Serum Uric Acid Elevation by Accelerating Urinary Uric Acid Excretion – A Randomized, Single-Blind, Placebo-Controlled, Crossover Study«. *Nutrients,* 23. Oktober 2019; 11(11). pii: E2562.

4   Juhn MS: »Oral creatine supplementation: separating fact from hype.« *Phys Sportsmed.*, Mai 1999; 27(5): 47–89.

5   Rawson ES und Volek JS: »Effects of creatine supplementation and resistance training on muscle strength and weightlifting performance«. *J Strength Cond Res.,* The National Strength & Conditioning Association, November 2003; 17(4): 822–831.

6   Volek JS, Duncan ND, Mazzetti SA, et al.: »Performance and muscle fiber adaptations to creatine supplementation and heavy resistance training«. *Med Sci Sports Exerc.*, August 1999; 31(8): 1147–1156.

7   Thompson CH, Kemp GJ, Sanderson AL, et al.: »Effect of creatine on aerobic and anaerobic metabolism in skeletal muscle in swimmers«. *Br J Sports Med.*, September 1996; 30(3): 222–225.

8   Branch JD: »Effect of creatine supplementation on body composition and performance: a meta-analysis«. *Int J Sport Nutr Exerc Metab.*, Juni 2003; 13(2): 198–226.

9   Chwalbinska-Moneta J.: » Effect of creatine supplementation on aerobic performance and anaerobic capacity in elite rowers in the course of endurance training«. *Int J Sport Nutr Exerc Metab.*, Juni 2003; 13(2): 173–183.

10   Foster JA und McVey Neufeld KA: »Gut-brain axis: how the microbiome influences anxiety and depression«. *Trends Neurosci.,* Mai 2013; 36(5): 305–312.

11 File SE, Fluck E und Fernandes C: »Beneficial Effects of Glycine (Bioglycin) on Memory and Attention in Young and Middle-Aged Adults«. *J Clin Psychopharmacol.*, Dezember 1999; 19(6):506–512.

12 Bannai M und Kawai N: »New Therapeutic Strategy for Amino Acid Medicine– Glycine Improves the Quality of Sleep«. *Pharmacol Sci.*, 27. Januar 2012; 118 (2): 145–148.

13 Bannai M, Kawai N, Ono K, et al: »The Effects of Glycine on Subjective Daytime Performance in Partially Sleep-Restricted Healthy Volunteers«. *Front Neurol.*, 18. April 2012; 3: 61.

14 Kasai K, Kobayashi M und Shimoda SI: »Stimulatory Effect of Glycine on Human Growth Hormone Secretion«. *Metabolism*, Februar 1978; 27(2): 201–208.

15 Kasai K, Suzuki H, Nakamura T, et al.: »Glycine Stimulated Growth Hormone Release in Man«. *Acta Endocrinol.* (Copenh), März 1980; 93(3): 283–286.

16 Yamadera W, Inagawa K, Chiba S, et al.: »Glycine ingestion improves subjective sleep quality in human volunteers, correlating with polysomnographic changes«. *Sleep and Biological Rhythms,* 27. März 2007; 5(2): 126–131.

17 File SE, Fluck E, Fernandes C: »Beneficial Effects of Glycine (Bioglycin) on Memory and Attention in Young and Middle-Aged Adults«. *J Clin Psychopharmacol.*, Dezember 1999;19(6): 506–512.

18 Zhong Z, Wheeler MD, Li X, Froh M, et al.: »Glycine: a novel antiinflammatory, immunomodulatory, and cytoprotective agent«. *Curr Opin Clin Nutr Metab Care.*, März 2003; 6(2): 229–240.

19 Howard A, Tahir I, Javed S, et al.: »Glycine transporter GLYT1 is essential for glycine-mediated protection of human intestinal epithelial cells against oxidative damage«. 15. März 2010; 588(6): 995–1009.

20 Howard A und Hirst BH.: »The glycine transporter GLYT1 in human intestine: expression and function«. *Biol Pharm Bull.*, 2011; 34(6): 784–788.

21 McCole DF: »The epithelial glycine transporter GLYT1: protecting the gut from inflammation«. *J Physiol.*, 1. April 2010; 588(7): 1033–1034.

22   Hartog A, Leenders I, van der Kraan PM und Garssen J.: »Anti-inflammatory effects of orally ingested lactoferrin and glycine in different zymosan-induced inflammation models: evidence for synergistic activity«. *Int Immunopharmacol.,* 15. Dezember 2007; 7(13): 1784–1792.

23   Alves A, Bassot A, Bulteau AL, et al.: »Glycine Metabolism and Its Alterations in Obesity and Metabolic Diseases«. *Nutrients*, Juni 2019; 11(6): 1356.

24   Adeva-Andany M, Souto-Adeva G, Ameneiros-Rodríguez E, et al.: »Insulin Resistance and Glycine Metabolism in Humans«. *Amino Acids,* Januar 2018; 50(1): 11–27.

25   Yan-Do R und MacDonald PE: »Impaired ›Glycine‹-mia in Type 2 Diabetes and Potential Mechanisms Contributing to Glucose Homeo-stasis«. *Endocrinology*, 1. Mai 2017; 158(5): 1064–1073.

26   Yamashina S, Ikejima K, Enomoto N, et al.: »Glycine as a Therapeutic Immuno-Nutrient for Alcoholic Liver Disease«. *Alcohol Clin Exp Res.,* November 2005; 29(11): 162S–165S.

27   Ruiz-Ramirez A, Ortiz-Balderas E, Cardozo-Saldana G, et al.: »Glycine restores glutathione and protects against oxidative stress in vascular tissue from sucrose-fed rats«. *Clin Sci.* (Lond), 1. Januar 2014; 126(1): 19–29.

28   Diaz-Flores M, Cruz M, Duran-Reyes G, et al.: »Oral supplementation with glycine reduces oxidative stress in patients with metabolic syndrome, improving their systolic blood pressure. *Can J Physiol Pharmacol.,* Okto-ber 2013; 91(10): 855–860.

29   Viguet-Carrin S, Garnero P und Delmas PD: »The role of collagen in bone strength«. *Osteoporos Int.,* 2006; 9. Dezember; 17(3): 319–336.

30   de Paz-Lugo P, Lupiáñez JA und Meléndez-Hevia E: »High glycine concentration increases collagen synthesis by articular chondrocytes in vitro – acute glycine deficiency could be an important cause of osteo-arthritis«. *Amino Acids,* Oktober 2018; 50(10): 1357–1365.

31   Viguet-Carrin S, Garnero P und Delmas PD: »The role of collagen in bone strength«. *Osteoporos Int.,* 9. Dezember 2005; 17(3): 319–336.

32   Zhong Z, Wheeler MD, Li X, et al.: »L-Glycine: A Novel Antiinflam-matory, Immunomodulatory, and Cytoprotective Agent«. *Curr Opin Clin Nutr Metab Care.,* März 2003; 6(2): 229–240.

33 Miller RA, Harrison DE, Astle CM, et al.: »StrongGlycine supplementation extends lifespan of male and female mice«. *Aging Cell*, Juni 2019; 18(3): e12953.

34 Brind J, Malloy V, Augie I, et al.: »Dietary glycine supplementation mimics lifespan extension by dietary methionine restriction in Fisher 344 rats«. *FASEB J.*, 1. April 2011; 25(1): 528.2–528.2.

35 Ponrasu T, Jamuna S, Mathew A, et al.: »Efficacy of l-proline administration on the early responses during cutaneous wound healing in rats«. *Amino Acids.*, Juli 2013; 45(1): 179–189.

36 Corsetti G, D'Antona G, Dioguardi FS, et al.: »Topical application of dressing with amino acids improves cutaneous wound healing in aged rats«. *Acta Histochem.*, September 2010; 112(5): 497–507.

37 Szabados L, Savouré A: »Proline: a multifunctional amino acid.« *Trends Plant Sci.*, Februar 2010; 15(2): 89–97.

38 Ivanov V, Roomi MW, Kalinovski T, et al.: »Anti-atherogenic effects of a mixture of ascorbic acid, lysine, proline, arginine, cysteine, and green tea phenolics in human aortic smooth muscle cells«. *J Cardiovasc Pharmacol.*, März 2007; 49(3) : 140–145.

39 Wong AP, Mohamed AL und Niedzwiecki A: »The effect of multiple micronutrient supplementation on quality of life in patients with symptomatic heart failure secondary to ischemic heart disease: a prospective case series clinical study«. *Am J Cardiovasc Dis.*, 15. September 2015; 5(3): 146–152.

40 Charles F., Bellows MD, Bernard M, Jaffe MD: »Glutamine Is Essential for Nitric Oxide Synthesis by Murine Macrophages«. *J Surg Res.*, Oktober 1999; 86 (2): 213–219.

41 Bowtell JL, Gelly K, JackmanML, et al.: »Effect of Oral Glutamine on Whole Body Carbohydrate Storage During Recovery From Exhaustive Exercise«. *J Appl Physiol.* (1985), Juni 1999; 86(6): 1770–1777.

42 Abcouwer S und Souba W: (1999): »Glutamine and Arginine«. In: Shils M, Olson J, Shike M und Ross A: *Modern Nutrition in Health and Disease.* 9. Auflage, Baltimore, MD, 1999, 559–569.

43 Haberle J, Gorg B, Rutsch F, et al.: »Congenital glutamine deficiency with glutamine synthetase mutations«. *N Engl J Med., 3. November 2005; 353(18): 1926–1933.*

44 Taylor L und Curthoys NP: »Glutamine metabolism: Role in acid-base balance«. *Biochem Mol Biol Educ.,* September 2004; 32(5): 291–304.

45 Shah AM, Wang Z und Ma J: »Glutamine Metabolism and Its Role in Immunity, a Comprehensive Review«. *Animals* (Basel), 19. Februar 2020; 10(2): 326.

46 Cruzat V, Macedo Rogero M, Noel Keane K, et al.: »Glutamine: Metabolism and Immune Function, Supplementation and Clinical Translation«. *Nutrients,* 23. Oktober 2018; 10(11): 1564.

47 Whitney EN, Cataldo CB und Rolfes SR: *Understanding Normal and Clinical Nutrition.* 6. Auflage, Boston, MA, 2002.

48 Aosasa S, Mochizuki H, Yamamoto T, et al.: »A Clinical Study of the Effectiveness of Oral Glutamine Supplementation During Total Parenteral Nutrition: Influence on Mesenteric Mononuclear Cells«. *JPEN J Parenter Enteral Nutr.,* September–Oktober 1999; 23(55): S41–S44.

49 Rao RK und Samak G: »Role of Glutamine in Protection of Intestinal Epithelial Tight Junctions«. *J Epithel Biol Pharmacol.,* Januar 2012; 5(1-M7): 47–54.

50 Ramadan S, Lin A und Stanwella P: »Glutamate and Glutamine: A Review of In Vivo MRS in the Human Brain«. *NMR Biomed.,* Dezember 2013; 26(12): 1630–1646.

51 Welbourne TC: »Increased plasma bicarbonate and growth hormone after an oral glutamine load«. *Am J Clin Nutr,* Mai 1995; 61(5): 1058–1061.

52 De Phillipo NN, Aman ZS, Kennedy MI, et al.: »Efficacy of Vitamin C Supplementation on Collagen Synthesis and Oxidative Stress After Musculoskeletal Injuries: A Systematic Review«. *Orthop J Sports Med.,* Oktober 2018; 6(10): 2325967118804544.

53 Varani J, Dame MK, Rittie L, et al.: »Decreased collagen production in chronologically aged skin: roles of age-dependent alteration in fibroblast function and defective mechanical stimulation«. *Am J Pathol.,* Juni 2006; 168(6): 1861–1868.

54 Ganceviciene R, Liakou AI, Theodoridis A, et al.: »Skin anti-aging strategies«. *Dermatoendocrinol.* 1. Juli 2012; 4(3): 308–319.

55 Hamann, B: *Magnesiumöl. Das Wundermineral einfach & effektiv über die Haut aufnehmen.* Rottenburg 2016 und Dean, C: *Magnesium – Das Wundermineral als Schlüssel für Ihre Gesundheit.* Rottenburg 2016.

56 Choi FD, Sung CT, Juhasz MLW, et al.: »Oral Collagen Supplementation: A Systematic Review of Dermatological Applications«. *Drugs Dermatol.,* 1. Januar 2019; 18(1): 9–16.

57 Proksch E, Segger D, Degwert J, et al.: »Oral supplementation of specific collagen peptides has beneficial effects on human skin physiology: a double-blind, placebo-controlled study«. *Skin Pharmacol Physiol.,* 2014; 27(1): 47–55.

58 Inoue N, Sugihara F, Wang X: »Ingestion of Bioactive Collagen Hydro-lysates Enhance Facial Skin Moisture and Elasticity and Reduce Facial Ageing Signs in a Randomised Double-Blind Placebo-Controlled Clinical Study«. *J Sci Food Agric.,* September 2016; 96(12): 4077–4081.

59 Proksch E, Segger D, Degwert J, et al.: »Oral Supplementation of Specific Collagen Peptides Has Beneficial Effects on Human Skin Physiology: A Double-Blind, Placebo-Controlled Study«. *Skin Pharmacol Physiol.,* 2014; 27(1): 47–55.

60 Zdzieblik D, Oesser S, Baumstark MW, et al.: »Collagen Peptide Sup-plementation in Combination With Resistance Training Improves Body Composition and Increases Muscle Strength in Elderly Sarcopenic Men: A Randomised Controlled Trial«. *Br J Nutr,* 28. Oktober 2015; 114(8): 1237–1245.

61 Schunck M., Zague V., Oesser S., et al.: »Dietary Supplementation with Specific Collagen Peptides Has a Body Mass Index-Dependent Benefi-cial Effect on Cellulite Morphology«. *J Med Food.* Dezember 2015; 18(12): 1340–1348.

62 Wang B, Yang W, McKittrick J, et al.: »Keratin: Structure, mechanical properties, occurrence in biological organisms, and efforts at bioinspira-tion«. *Prog Mat Sci.,* März 2016; 76: 229–318.

63   Hamann, B: *Aminosäuren: Dank revolutionärer wissenschaftlicher Erkenntnisse neue Vitalität gewinnen, besser schlafen, langsamer altern und Krankheiten vorbeugen.* Rottenburg 2018.

64   Hexsel D, Zague V., Schunck M., et al.: »Oral supplementation with specific bioactive collagen peptides improves nail growth and reduces symptoms of brittle nails«. *J Cosmet Dermatol.*, Dezember 2017; 16(4): 520–526.

65   Gillies AR und Lieber RL: »Structure and Function of the Skeletal Muscle Extracellular Matrix«. *Muscle & Nerve,* September 2011; 44(3): 318–331.

66   Oertzen-Hagemann V, Kirmse M, Eggers B, et al.: »Effects of 12 Weeks of Hypertrophy Resistance Exercise Training Combined with Collagen Peptide Supplementation on the Skeletal Muscle Proteome in Recreationally Active Men«. *Nutrients,* 14. Mai 2019; 11(5): 1072.

67   Zdzieblik D, Oesser S, Baumstark MW., et al.: »Collagen peptide supplementation in combination with resistance training improves body composition and increases muscle strength in elderly sarcopenic men: a randomised controlled trial«. *Br J Nutr.*, 28. Oktober 2015; 114(8): 1237–1245.

68   Wu J, Fujioka M, Sugimoto K, et al.: »Assessment of Effectiveness of Oral Administration of Collagen Peptide on Bone Metabolism in Growing and Mature Rats«. *J Bone Miner Metab.*, 2004; 22(6): 547–553.

69   Takeda S, Park JH, Kawashima E, et al.: »Hydrolyzed Collagen Intake Increases Bone Mass of Growing Rats Trained With Running Exercise«. *J Int Soc Sports Nutr.*, 2013; 10: 35.

70   Clark K, Sebastianelli W., Flechsenhar KR, et al.: »24-Week study on the use of collagen hydrolysate as a dietary supplement in athletes with activity-related joint pain«. *Cur Med Res Opin.*, Mai 2008; 24(5): 1485–1496.

71   Benito-Ruiz P, Camacho-Zambrano MM, Carrillo-Arcentales JN, et al.: »A Randomized Controlled Trial on the Efficacy and Safety of a Food Ingredient, Collagen Hydrolysate, for Improving Joint Comfort«. *Int J Food Sci Nutr.*, 2009; 60(2): 99–113.

72   Oesser S, Schulze CH, Zdzieblik D, et al.: »Efficacy of specific bioactive collagen peptides in the treatment of joint pain«. *Osteoarthr Cartil,* April 2016; 24 (1): S189.

73 Sornay-Rendu E, Duboeuf F, Boutroy S, et al.: »How to Predict Fragility Fracture Beyond 10 Years? The OFELY Study«. *J Clin Endocrinol Metab.*, 1. Dezember 2014; 99(12): 4690–4697.

74 Garnero P, Sornay-Rendu E, Duboeuf F, et al.: »Markers of Bone Turnover Predict Postmenopausal Forearm Bone Loss Over 4 Years: The OFELY Study«. *J Bone Miner Res.*, 1999; 14(9): 1614–1621.

75 Moskowitz RW: »Role of collagen hydrolysate in bone and joint disease«. *Semin Arthritis Rheum.*, Oktober 2000; 30 (2): 87–99.

76 Wu J, Fujioka M, Sugimoto K, et al.: »Assessment of effectiveness of oral administration of collagen peptide on bone metabolism in growing and mature rats«. *J Bone Miner Metab.*, 2004; 22(6): 547–553.

77 König D, Oesser S, Scharla S, et al.: »Specific Collagen Peptides Improve Bone Mineral Density and Bone Markers in Postmenopausal Women – A Randomized Controlled Study«. *Nutrients*, 16. Januar 2018; 10(1): 97.

78 Viguet-Carrin S, Garnero P und Delmas PD: »The role of collagen in bone strength«. *Osteoporos Int.*, 2006; 17(3): 319–336.

79 Bruyère O, Zegels B, Leonori L, et al.: »Effect of collagen hydrolysate in articular pain: a 6-month randomized, double-blind, placebo controlled study.« Juni 2012; *Complement Ther Med.*, 20(3): 124–130.

80 Clark KL, Sebastianelli W, Flechsenhar KR, et al.: »24-Week Study on the Use of Collagen Hydrolysate as a Dietary Supplement in Athletes With Activity-Related Joint Pain«. *Curr Med Res Opin.*, Mai 2008; 24(5): 1485–1496.

81 Crowley DC, Lau FC, Sharma P, et al.: »Safety and Efficacy of Undenatured Type II Collagen in the Treatment of Osteoarthritis of the Knee: A Clinical Trial«. *Int J Med Sci.*, 2009; 6(6): 312–321.

82 Trentham DE, Dynesius-Trentham RA, Orav EJ, et al.: »Effects of oral administration of type II collagen on rheumatoid arthritis«. 24. September 1993; *Science,* 261(5129): 1727–1730

83 Ebenda.

84 Barnett ML, Kremer JM, St Clair EW, et al.: »Treatment of Rheumatoid Arthritis With Oral Type II Collagen. Results of a Multicenter, Double-Blind, Placebo-Controlled Trial«. *Arthritis Rheum.*, Februar 1998; 41(2): 290–297.

85 Bello AE und Oesser S: »Collagen Hydrolysate for the Treatment of Osteoarthritis and Other Joint Disorders: A Review of the Literature«. *Curr Med Res Opin.*, November 2006; 22(11): 2221–2232.

86 Crowley DC, Lau FC, Sharma P, et al.: »Safety and efficacy of undenatured type II collagen in the treatment of osteoarthritis of the knee: a clinical trial«. *Int J Med Sci.*, 2009; 6(6): 312–321.

87 Chen Q, Chen O, Martins IM, et al.: »Collagen Peptides Ameliorate Intestinal Epithelial Barrier Dysfunction in Immunostimulatory Caco-2 Cell Monolayers via Enhancing Tight Junctions«. *Food Funct.*, 22. März 2017; 8(3): 1144–1151.

88 Graham MF, Drucker DE, Diegelmann RF, et al.: »Collagen Synthesis by Human Intestinal Smooth Muscle Cells in Culture«. *Gastroenterology,* Februar 1987; 92(2): 400-405.

89 Koutroubakis IE, Petinaki E, Dimoulios P, et al.: »Serum Laminin and Collagen IV in Inflammatory Bowel Disease«. *J Clin Pathol.,* November 2003; 56(11): 817–820.

90 Ruth MR und Field CJ: »The immune modifying effects of amino acids on gut-associated lymphoid tissue«. J Anim Sci Biotechnol., 30 Juli 2013; 4(1): 27.

91 Howard A, Tahir I, Javed S, et al.: »Glycine transporter GLYT1 is essential for glycine-mediated protection of human intestinal epithelial cells against oxidative damage«. *J Physiol.*, 15. März 2010; 588(6): 995–1009.

92 Tariq M und Al Moutaery AR: »Studies on the Antisecretory, Gastric Anti-Ulcer and Cytoprotective Properties of Glycine«. *Res Commun Mol Pathol Pharmacol.*, August 1997; 97(2): 185–198.

93 Koizumi S, Inoue N, Sugihara F, et al.: »Effects of Collagen Hydrolysates on Human Brain Structure and Cognitive Function: A Pilot Clinical Study«. *Nutrients*, 23. Dezember 2019; 12(1): 50.

94 Nadkarni SK, Bouma BE, de Boer J, et al.: »Evaluation of Collagen in Atherosclerotic Plaques: The Use of Two Coherent Laser-Based Imaging Methods«. *Lasers Med Sci.*, Mai 2009; 24(3): 439–445.

95 Tomosugi N, Yamamoto S, Takeuchi M, et al.: »Effect of Collagen Tripeptide on Atherosclerosis in Healthy Humans«. *J Atheroscler Thromb.*, 1. Mai 2017; 24(5): 530–538.

96 University of Pennsylvania School of Medicine: »Softening arteries, protecting the heart: Connection between ›good‹ cholesterol and collagen in heart health.« *ScienceDaily.*, 1. November 2012.

97 Devasia S, Kumar S, Stephena PS, et al.: »Double Blind, Randomized Clinical Study to Evaluate Efficacy of Collagen Peptide as Add on Nutritional Supplement in Type 2 Diabetes«. *J Clin Nutr Food Sci.*, September 2018, 1(1): 006–011.

98 Zhu CF, Zhang W, Mu B, et al.: »Effects of marine collagen peptides on glucose metabolism and insulin resistance in type 2 diabetic rats«. *J Food Sci Technol.*, Juli 2017; 54(8): 2260–2269.

99 Zhu CF, Li GZ, Peng HB, et al.: »Therapeutic effects of marine collagen peptides on Chinese patients with type 2 diabetes mellitus and primary hypertension«. *Am J Med Sci.*, November 2010; 340(5): 360–366.

100 Huang W, Fan Q, Wang W, et al.: »Collagen: a potential factor involved in the pathogenesis of glaucoma.« *Med Sci Monit Basic Res.*, 4. September 2013; 19: 237–240.

101 Garnero P, Sornay-Rendu E, Arlot M, et al.: »Association between spine disc degeneration and type II collagen degradation in postmenopausal women: the OFELY study«. *Arthritis Rheum.* Oktober 2004; 50(10): 3137–3144.

102 Eyre DR und Muir H: »Types I and II collagens in intervertebral disc. Interchanging radial distributions in annulus fibrosus.« *Biochem J.*, 1. Juli 1976; 157(1): 267–270.

103 Skrzyński S, Sionkowska A und Marciniak A: »DSC Study of Collagen in Disc Disease«. J Biophys, Januar 2009; 2009:819635.

104 Wheeler MD, Ikejema K, Enomoto N, et al.: »Glycine: a new anti-inflammatory immunonutrient.« *Cell Mol Life Sci.*, 30. November 1999; 56(9–10): 843–856.

105 Zhong Z., Wheeler MD, Li X,et al.: »Glycine: a novel antiinflammatory, immunomodulatory, and cytoprotective agent«. *Curr Opin Clin Nutr
Metab Care.* März 2003; 6(2): 229–240.

106 Szabados L und Savou A: »Proline: a multifunctional amino acid«.
Trends Plant Sci., Februar 2010; 15(2): Pages 89–97.

107 Rao RK und Samak G: »Role of Glutamine in Protection of Intestinal
Epithelial Tight Junctions«. *J Epithel Biol Pharmacol.,* Januar 2012;
5(1-M7): 47–54.

108 Huang ZX, Ye LY, Zheng ZY, et al.: »Effect of glutamine on small
intestinal repair in weanling rats after chronic diarrhea«. *Zhonghua Er Ke
Za Zhi.,* Mai 2005; 43(5): 368–372.

109 Wen H, Yang H, An YJ, et al.: »Enhanced Phase II Detoxification
Contributes to Beneficial Effects of Dietary Restriction as Revealed by
Multi-platform Metabolomics «. *Mol Cell Proteomics.,* März 2013;
12(3): 575–586.

110 Bannai M und Kawai N: »New Therapeutic Strategy for Amino Acid
Medicine: Glycine Improves the Quality of Sleep«. *J Pharmacol Sci.,* 2012;
118(2): 145–148.

111 Ebenda.

112 Hays MP, Kim H, et al. »Effects of Whey and Fortified Collagen Hydrolysate Protein Supplements on Nitrogen Balance and Body Composition in
Older Women«. *J Am Diet Assoc.,* Juni 2009; 109(6): 1082–1087.

113 Rubio IG, Castro G, Zanini AC: »Oral Ingestion of a Hydrolyzed Gelatin
Meal in Subjects with Normal Weight and in Obese Patients: Postprandial
Effect on Circulating Gut Peptides, Glucose and Insulin«. *Eat Weight
Disord.,* März 2008; 13(1): 48–53.

114 Porfírio E und Fanaro GB: »Collagen supplementation as a complementa-
ry therapy for the prevention and treatment of osteoporosis and osteoarthritis: a systematic review«. *Rev. bras. geriatr. gerontol.,* Januar–Februar
2016; 19(1).

115 Borumand M und Sibilla S: »Effects of a nutritional supplement
containing collagen peptides on skin elasticity, hydration and wrinkles«.
J Med Nutr Nutraceut., 2015; 4(1): 47–53.

116 Proksch E, Segger D, Degwert J, et al.: »Oral supplementation of specific collagen peptides has beneficial effects on human skin physiology: a double-blind, placebo-controlled study«. *Skin Pharmacol Physiol.*, 2014; 27(1): 47–55.

117 Lugo JP, Saiyed ZM und Lane NE: »Efficacy and tolerability of an undenatured type II collagen supplement in modulating knee osteoarthritis symptoms: a multicenter randomized, double-blind, placebo-controlled study«. *Nutr J.*, 29. Januar 2016; 15: 14.

118 Lee GY, Park KG, Namgoong S, et al.: »Effects of Panax Ginseng Extract on Human Dermal Fibroblast Proliferation and Collagen Synthesis. *Int Wound J.*, März 2016; 13(1): 42–46.

119 Song KC, Chang TS, Lee H, et al.: »Processed *Panax ginseng*, Sun Ginseng Increases Type I Collagen by Regulating MMP-1 and TIMP-1 Expression in Human Dermal Fibroblasts«. *J Ginseng Res.*, Januar 2012; 36(1): 61–67.

120 Chithra P, Sajithlal G und Chandrakasan G: »Influence of Aloe vera on collagen characteristics in healing dermal wounds in rats«. *J Ethnopharmacol.*, Januar 1998; 59(3): 195–201.

121 Mattila PT, Pelkonen P und Knuuttila MLE: »Effects of a Long-Term Dietary Xylitol Supplementation on Collagen Content and Fluorescence of the Skin in Aged Rats«. *Gerontology*, Mai–Juni 2005; 51(3): 166–169.

Bildquellen

Adobe Stock: 13smile (149), 279photo (158, 159), absolutimages (109), Adam Gregor (49), Africa Studio (105), ag visuell (52, 137), Aleksandra Gigowska (38), alex9500 (147), aridav (57), Arthur Hidden Photography77), auremar (62), beboy (16), bit24 (122), Blue Planet Studio (121), Chinara (4), chokniti (73), Christian Jung (124), contrastwerkstatt (84, 87), Damir Khabirov (47), DAVID (19), detailblick-foto (72), eldarnurkovic (25), Elnur (66), Erica Smit (111), Eskymaks (113), floraldeco (80), fotoduets (51), fotostuttgart (71), from_my_point_of_view (144), Galaxy_love_design (10), Glutathion (30), goodluz (97), GreenArt (Cover Hintergrund, 3), hakase420 (43), high_resolution (46), Iakov Filimonov (23), jarun011 (65), jarun011 (69), jayzynism (143), JEGAS RA (39, 40), JPC-PROD (142), Kabardins photo (75), kegfire (99), Kotin Dmitrii (29), Krakenimages.com (45), Kzenon (53), lenets_tan (Cover, 68), lev dolgachov129), LIGHTFIELD STUDIOS (21), Ilhedgehogll (67), logos2012 (48, 68, 69, 71, 72), loopymouse (27), Lysenko.A (154), M.studio (152), Magalice (13), Maksim meljov (27), matilda553 (141), mi_viri (115), mi_viri (44), missmimimina (155), mizina (156), mizina (157), molekuul.be (30, 33), neirfy (127), neirfy (18), New Africa (24), only_kim (103), pingpao (95), Pixel-Shot (15), pressmaster (37), Printemps (148), pro500 (Molekulare Struktur: 4, 7, 9, 21, 24, 28, 32, 34, 37, 42, 52, 54, 57, 60, 63, 65, 66, 67, 70, 73, 75, 77, 81, 82, 87, 89, 90, 91, 92, 93, 94, 96, 100, 102, 104, 106, 108, 110, 111, 112, 113, 114, 116, 117, 118, 120, 122, 123, 124, 125, 126, 127, 128, 129, 130, 131, 132, 134, 135, 136, 139, 140, 141, 147, 150, 151, 154, 155, 160), Prostock-studio (101), ricka_kinamoto (151), Rido (89), sdecoret (119), STRELCIUC (50), sunnychicka (107), this is brk (Moleküle: 38, 40, 45, 46, 47, 49, 51, 55, 59), transurfer (31), transurfer (79), Valua Vitaly (93), Viacheslav Iakobchuk (60), visivasnc (133), Vitalii Vodolazskyi (128), volff 3), von Lieres (134), weedezign (140), Yakobchuk Olena (131), yurolaitsalbert (9), zakiroff (83)

Die Autorin

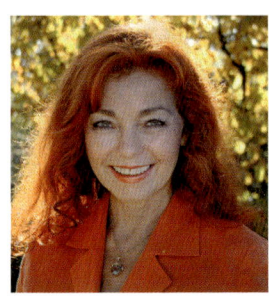

Brigitte Hamanns Leidenschaft galt lebenslang der Frage, wie wir seelisch und körperlich gesund sein und uns wohlfühlen können. Ihr über Jahrzehnte gewachsenes, solides naturheilkundliches und medizinisches Wissen vermittelt sie als Gesundheitsjournalistin in zahlreichen Büchern und Artikeln. Neben der Naturheilkunde stehen Psychosomatik und Psychoneuroimmunologie im Mittelpunkt ihrer Arbeit. Ausbildungen in systemischer Beratung, Hypnose und Aufstellungsarbeit schenkten ihr wichtige Einsichten in die menschliche Natur. Sie bilden die Grundlage ihrer ganzheitlichen Beratungen zu Lebensfragen.

Ausgewählte Publikationen der Autorin:
- Adaptogene – Die Elitepflanzen der Natur
- Aminosäuren – Dank revolutionärer wissenschaftlicher Erkenntnisse neue Vitalität gewinnen, besser schlafen, langsamer altern und Krankheiten vorbeugen
- Energieturbos – Wie Sie mit einfachen Mitteln Energie, Ausdauer und Konzentration steigern
- Kostbare Samen des Glücks – Geschichten, die Herz und Geist berühren
- Haarausfall ist heilbar! – Der natürliche Weg zu vollem und gesundem Haar
- Magnesiumöl – Das Wundermineral einfach & effektiv über die Haut aufnehmen
- Wie Sie Ihre Selbstheilungskräfte aktivieren – Das Geheimnis von Gesundheit, Vitalität und Glück
- Tinnitus natürlich heilen – Erfolgreiche Therapien gegen die quälenden Ohrgeräusche
- Die 50 besten Superfoods – Gesundheit kann man essen
- Gold, Weihrauch und Myrrhe – Die größten Heilschätze des Altertums
- Heilen mit Gold – Kolloidales Gold und weitere Goldarzneien